中医养生

刁远明◎主编

MANHUA LINGNAN ZHONGYI YANGSHENG

漫话岭南中医养生

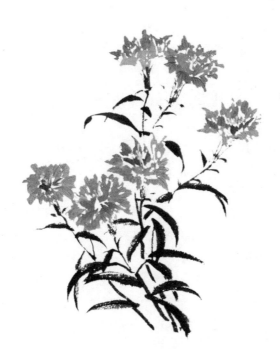

长江出版传媒

湖北科学技术出版社

图书在版编目(CIP)数据

漫话岭南中医养生/刁远明主编. —武汉：湖北科学技术出版社，
2021.1

ISBN 978-7-5706-0939-0

Ⅰ.①漫… Ⅱ.①刁… Ⅲ.①养生（中医）Ⅳ.①R212

中国版本图书馆 CIP 数据核字（2020）第 233454 号

漫话岭南中医养生

MANHUA LINGNAN ZHONGYI YANGSHENG

责任编辑		曾紫风
装帧设计		胡　博
出版发行		湖北科学技术出版社有限公司
电　话		027—87679468
地　址		武汉市雄楚大街 268 号（湖北出版文化城 B 座 13—14 层）
印　刷		武汉市金港彩印有限公司
邮　编		430023
开　本		700×1000　　　1/32
印　张		3.625
版　次		2021 年 1 月第 1 版
印　刷		2021 年 1 月第 1 次印刷
字　数		70 千字
定　价		48.00 元

本书如有印装质量问题,可找承印厂更换

序言

　　养生是一门学问。

　　我国传统中医药是中华民族在长期医疗实践中，在中国传统文化背景下逐渐形成的、具有独特理论和诊疗技术及养生保健思想和方法的医学体系。它以生物学为基础，与多学科相互交融，与人文哲学相渗透，有着丰富的中国文化底蕴，属于自然科学的范畴，并具有人文社会科学的特征，它是我国医学科学的特色，也是我国优秀文化的重要组成部分。养生之"养"，即保养、调养、护养之意；"生"，即生命、生存、生长之意。养生是根据人们在自然界中生命发展的规律，采取能够保养身心、减少疾病的各种手段而进行的强身健体的自我活动，以达到有质量地延寿的目的。它是人类保养生命的一种主观行为，是人类进一步深刻地认识生命发展规律全过程的途径，是物质和精神统一的身心保健活动。它贯穿于整个人生中生、长、壮、老、病全过程。中医养生保健是凝聚中华医学精华的保养方法，是文化的瑰宝。随着现代社会的快速发展，人们对于生命的保养和生活质量的要求越来越高，中医养生保健作为传统且历经历史考验的一种内容已被越来越多的居民所接受。中医养生并没有一个固定的模式，适合自己的才是最好的。

《漫话岭南中医养生》一书，主要针对生活在岭南地区的人们提供中医养生实践参考。中医防病治病讲究三因制宜，指因时因地因人制宜，提倡防病治病应当考虑气候、地理环境、患者体质等多方面因素影响，辨证施治，制订适宜的治法和方药。因此要了解岭南地区的中医养生，应当简单了解岭南地区的气候、地理环境和人群的体质特点，在此基础上，结合个人的日常生活实际，找到适合自己的养生方法。

岭南，是我国南方五岭以南地区的概称，目前一般特指我们广东、广西、海南、香港、澳门三省二区。岭南地区位于我国南部，山地、丘陵、平原交错，其中山地较多，地形地貌复杂多样。该地区受亚热带湿润季风气候的影响，以夏长冬短，终年不见霜雪，高温多雨为主要气候特征，加上区域内河流众多，夏季常常出现湿热交蒸的气候特点，受此影响，当地居民极易受到湿邪和热邪的侵袭，脾虚湿盛或湿热体质的人群较为多见。

本书旨在提供一些适合于岭南居民的中医养生方法，以便于大家在日常生活中选择和应用。本书第一节为岭南地区的四季养生，通过对岭南地区不同季节的气候特点的分析阐明四季养生的基本原则，突出养生要因时制宜的基本思想。第二节为岭南四季养生药膳推荐，根据岭南四时气候特点选择性地介绍一些具体的养生药膳。中医有"药食同源"的说法，岭南地区的民众也有将各种中药材加入到日常饮食中的习惯，各种养生药膳不胜枚举，在这里选用一些较有代表性且简便易行的四季养生药膳，抛砖引玉，以启发大家思考如何进行四季养生药膳的使用。第三节为岭南常用食物属性，本节根据中医四气五味的药性理论对对岭南常用食物的属性进行了寒、热、温、凉的归类总结，方便大家根据个人体质选择合适自己的食物，并附九种体质辨识指南，供大家参考。第四节为常见病的中医预防与保健，分别介绍了感冒、咳嗽、失眠等十种常见病的中医预防和保健方法，包括各种按摩、拔罐、刮痧的具体操作，为方便大家辨认各个穴位，还进行了穴位的配图，大家在日常生活中可以根据实际情况选择适合于自己的方法。第五节为日常保健方法，部分选自中国公民中医养生保健素养，并根据岭南地域特点适当增加了六字诀、站桩、打坐等养生功法，是适合于所有人群日常保健的基本方法。方法不难，但坚持应用才能收获成效，所以建议大家选择适合于自己使用的方法并持之以恒。

在本书的编撰过程中，祝鹏辉老师主要负责了常见病的中医预防与保健这部分内容的编写，陈炜老师主要负责了岭南四季养生药膳的编写，陈启松老师对于本书的基本框架给予了有益的建议，梁万山同学帮忙收集了很多素材，朱翠燕同学负责了本书插图的绘制工作，在此一并感谢。成书匆忙，错漏之处请大家多多指正。

刁远明

2020 年 12 月 8 日

目录

第一章　岭南地区的四季养生 ·················· 1

一、春季养生 ································· 2

二、夏季养生 ································· 3

三、秋季养生 ································· 5

四、冬季养生 ································· 7

第二章　岭南四季养生药膳 ···················· 9

一、春季养生药膳 ···························· 10

二、夏季养生药膳 ···························· 12

三、秋季养生药膳 ···························· 15

四、冬季养生药膳 ···························· 18

第三章　岭南常用食物属性 ···················· 21

一、岭南常用食物属性分类 ···················· 22

二、人体 9 种体质辨识指南 ···················· 26

第四章　常见病的岭南中医预防和保健 …………………… 33

　一、感冒 ………………………………………………… 34

　二、咳嗽 ………………………………………………… 42

　三、失眠 ………………………………………………… 47

　四、高血压病 …………………………………………… 53

　五、糖尿病 ……………………………………………… 61

　六、痛风 ………………………………………………… 71

　七、脂肪肝 ……………………………………………… 76

　八、冠心病 ……………………………………………… 82

　九、慢性胃炎 …………………………………………… 89

　十、肾结石 ……………………………………………… 93

第五章　岭南日常保健方法 ………………………… 101

第一章

岭南地区的四季养生

在中华民族五千年的历史长河中，我们智慧的祖先很早就认识到人类是自然界的一分子，受自然规律的支配，人只有顺应自然规律，才能健康和长寿。因此，遵循季节的气候变化，注意不同地域环境的差异，才能达到保持健康、养生延年的效果。

一、春季养生

中医养生学认为"春三月，此谓发陈，天地俱生，万物以荣"，人体应该顺应这种季节的变化，打好一年健康的根基，尤其应注意保养阳气。

在饮食方面，可适当吃些葱、姜、蒜、韭菜等，不仅能驱散风寒，还有助于激发体内的阳气升发；在起居方面，白昼为阳，黑夜为阴，春季白昼渐长，宜晚睡早起以顺应季节变化；在运动方面，动为阳，静为阴，春季宜适度增加运动量，以微汗为宜，不要出大汗，以免耗伤阳气。

"春捂秋冻"这句谚语告诉我们刚步入春季，切忌减衣过速，衣物的穿着应随气候的变化而随时增减。否则风邪便会乘虚而入，导致感冒、上呼吸道感染，甚至引发急性支气管炎、慢性支气管炎、肺炎、肺心病、肺气肿等。春季气候既非大寒，又非大热，以风为主。"风为六淫之首"，"风性善行而数变"，所以春风看似温暖拂面，其中却暗藏危机。风不仅使人的毛孔张开，护卫体表的功能减弱，还可携寒带热裹湿，由外入内，所以此时人们应该捂衣保暖，以防风邪侵袭机体。

春季阳气升发，人体新陈代谢也开始旺盛，肝属木，与春季相应，主疏泄升发，故有"肝旺于春"之说。肝气旺会影响到脾胃，故春季容易出现脾胃损伤的病症。如慢性消化道溃疡、慢性胃炎和慢性肝病等疾病在春季多频繁发作，因此在饮食上宜"省酸增甘，以养脾气"。此时，可适当进食一些性味甘平的食物，如山药、莲子、大枣等；或用疏肝理气之品泡水代茶饮，如陈皮、菊花。病中或病后恢复中的患者，应以甘淡、素净、容易消化的食物为主，可常食用大米粥、莴苣叶粥、莲子粥、芹菜粥等；不宜进食羊肉、狗肉以及辣椒、花椒、胡椒等大辛大热之品。此外，大自然在春季里为人类提供了不少野菜，如荠菜、马兰头、马齿苋、香椿等，既富含营养又有一定的疗养作用，可以适当选择食用。

二、夏季养生

夏季，天阳下济，地热上蒸，天地之气上下交合，各种植物生长茂盛，是万物繁荣的季节。

岭南地区的气候总体来说就是暑热夹湿。暑为阳邪，其性升散，最易耗气伤精。湿热相合，湿可伤阳，热可伤阴，最需要防范。所以，夏季要防暑热伤人体的津液水分，也要防湿气伤人体的阳气。因此，夏季的养生遵循原则如下。

第一，要饮食清淡。夏季气温高、出汗多，饮水多，胃酸易被冲淡，消化液分泌相对减少，消化功能减弱，导致食欲不振。这时如果吃太油腻、大补的东西，就会损伤脾胃的消化功能，损害健康。因此，夏季饮食宜清淡，选择绿豆、白扁豆、西瓜、莲子、荞麦、猪肚、鸡鸭鹅肉、牛奶等都是适宜的，肥猪肉、五花肉、肥牛、肥羊等，则要尽量少吃或不吃。

第二，多吃酸苦。苦味食物既能清泄暑热，又可燥湿，夏季宜多吃，如苦瓜、苦笋等。酸味食物能收、能涩，起敛汗止泻的作用，夏季也宜多食，如番茄、柠檬、酸梅汤，酸萝卜等。

第三，少食生冷。夏季要少吃生冷食物、少饮冷饮，特别是雪糕一类。冷饮不是人人都适合吃的，身强体壮者吃没问题，但家里有老人小孩的就要特别注意，小孩子脾胃功能本来就弱，常吃生冷会损伤脾胃，易导致泄泻、腹痛。小孩的脾胃功能一定要保护好，脾胃功能一旦受损，各种疾病就会陆续都来了。还有一些阳虚体质的人，也要少吃生冷。

第四，健脾化湿。岭南地区夏季湿气重，又因为炎热，人们喜欢冷饮，喝水也多，造成外湿入内，影响脾胃消化功能。所以夏季宜常吃能健脾、利水渗湿的食物，如白扁豆、赤小豆、薏苡仁、冬瓜等。

第五，注重饮食卫生。夏季高温，食物易腐烂变质，应注意预防细菌性痢疾等夏季常见肠道病。另外多食大蒜也能收到较好的杀菌效果。

三、秋季养生

秋季，阳气渐收，阴气渐藏，是万物成熟收获的季节，也是人体代谢出现变化的时期。

春夏养阳，秋冬养阴，古人四季养生的宗旨，就是要顺应春生、夏长、秋收、冬藏的自然规律。《黄帝内经·素问》中说："秋三月，此谓容平，天气以急，地气以明，早卧早起，与鸡俱兴，使志安宁，以缓秋刑，收敛神气，使秋气平；无外其志，使肺气清，此秋气之应，养收之道也。逆之则伤肺，冬为飧泄，奉藏者少。"这段话很好地诠释了秋季应如何养生。

古人将秋三月的时令称为"容平"，是说自然界的万物经过一个夏季的生长已趋成熟，处于一种丰硕、从容、平静待收的景象。这个季节，天高风急，地气清肃。在这个季节，人们应当早睡早起，作息与鸡的活动规律相仿，这样才能保持神志安宁；同时秋季主收，要收敛自己的神气、不要让神志外驰，借以缓和秋天肃杀之气对人体的不利影响。

秋季要顺应"收"的养生之道，否则就会损伤肺气。在冬天容易患肠道疾病，这是因为人体经络中的肺经与大肠经紧密相关、互为表里，被中医视为相同的系统，肺病会累及大肠，大肠有病则会影响冬天人体储存精气的功能。

　　秋季早晚温差较大，一寒一热，反反复复，应当在穿着衣物上适当把握。早秋不要急于添加厚衣服，要适当地冻一冻。

　　初秋之时，天气仍较热，但也不宜过多食用生冷，特别是生冷瓜果，切忌随意多吃。俗话说"秋瓜坏肚"，如入秋以后生食瓜果较多，损伤了脾胃功能，恢复起来就会十分缓慢。

　　秋季天气渐凉，气候干燥，燥邪最易耗伤人体阴液，此时人们的口、鼻、皮肤等部位往往会有不同程度的干燥感，出现口干舌燥、毛发不荣、小便短小、大便干结等"秋燥症"。因此，秋季宜吃些具有生津养阴滋润多汁的食品，忌吃辛辣香燥、煎炸炒爆的助火伤阴之物。

　　中医认为，肺与秋气相应，秋季肺气旺，"肺乃气之海，气乃人之根，人乃气之聚"，肺气与秋气关系尤为密切。肺喜清肃濡润，燥邪又最易犯肺伤津，使人出现鼻干、喉干，咳嗽无痰或少痰，甚至痰中带血，或干咳声嘶、咽喉肿痛、皮肤干燥的表现。此时宜吃具有润肺生津、养阴清燥作用的食品，忌吃辣椒、大葱、生姜、肉桂等燥热之物。暮秋时节，人体精气开始封藏，进食滋补食品较易被吸收藏纳，有利于改善脏腑功能、增强身体素质，故宜逐渐进食一些鸡、鸭、牛肉、鱼、莲子、银耳、大枣之类营养丰富的清补食品，忌吃性属寒凉、破气伤正的食物。

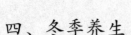

四、冬季养生

每年，大雪节气一过，北方就可见"千里冰封，万里雪飘"的壮观景象，但岭南依然天气晴朗，只有微风送寒。尽管此时的岭南没有万木凋零，但冬季仍是养精蓄锐的时节，人体的阳气随着自然界的阴气转盛而潜藏于内，应当在大雪节气后开始践行冬日养生之法。冬季养生之法原则如下。

第一，早睡晚起待太阳。"养藏"乃冬日起居的主旋律，《素问·四季调神大论》强调"冬三月，此谓闭藏，水冰地坼，无扰乎阳，早卧晚起，必待阳光"，故此时应当比夏日要早入睡，最迟不可晚于晚上 11 时睡觉；但所谓"晚起"并非指毫无节制地睡到早上八九点甚至正午后方起，早上如条件允许，可待天空发白而起，以利于阳气潜藏、阴精蓄积。在穿衣方面，要根据气候和环境变化适时添减，以免衣着过少，外感风寒，损伤阳气；而衣着过多，则腠理打开，阳不得藏。同时也要多晒太阳以壮阳气，使全身气机调和畅达。

第二，适时进补滋阴阳。大雪节气饮食调养要遵循"春夏养阳、秋冬养阴""虚者补之、寒者温之"的古训，少食生冷，适当进补，有的放矢地食用滋阴潜阳之品，以提高人体御寒能力。不过岭南天气尚属温和，羊肉、牛肉、狗肉等大温大热之品仍得慎用，以免燥热伤阴。可适当增加日常鱼肉蛋白类，还要多吃萝卜、青菜、豆腐、木耳等新鲜蔬果以补充维生素。同时可适当多吃些坚果，如花生、核桃、板栗、杏仁等，坚果富含蛋白质和不饱和脂肪酸，产热量多，可益肾壮阳、以助驱寒。

第三，动静结合勿扰阳。冬天是阳气潜藏、养精蓄锐的季节，因此，不能扰动阳气、破坏人体阴阳转换的生理功能。大雪节气运动养生应做到动静结合。所谓"动"，并非指过于激烈、大汗淋漓的运动，而是以运动强度适中、微微汗出为佳，可选择练习太极拳、八段锦等养生操。而"静"多指行"坐功"，也可通过叩齿来补固肾气，上下齿相叩 36 次，漱津几次，待津液满口，分 3 次咽下，意为把津液送至丹田，如此漱津 3 次。一呼一吸为一息，如此 36 息而止。

第二章

岭南四季养生药膳

药是中国传统医学知识和烹调经验的结合，既以药为食，又赋食入药，药借食力，食助药威，相辅相成。但应注意的是药膳仅用于日常保健及病中辅助调理，确有疾病发生时，还应及时就医，遵医嘱，用药物或相关医疗手段解决病痛。

一、春季养生药膳

1. 土茯苓扁豆脊骨汤

材料：鲜土茯苓 400 克，白扁豆 60 克，生姜 3 片，猪脊骨 500 克。

制法：白扁豆用锅炒至微黄，土茯苓刮皮洗净，猪脊骨洗净。将全部材料放进煲内，加水适量，大火煮沸，再用小火煲两小时，加盐调味即可食用。

功效：白扁豆性平，味甘、淡，具有健脾、化湿的功效；土茯苓性平，味甘、淡，有解毒、除湿的功效。两者配合制成汤品，在岭南地区气候潮湿的春季尤为适合饮用。该汤膳健脾、祛湿、解毒，对脾虚湿盛、皮肤湿毒瘙痒者尤宜。

2. 山药红枣粥

材料：红枣 25 克，山药 25 克，粳米 100 克，白糖适量。

做法：将红枣用温水泡软洗净，粳米淘洗干净，山药去皮洗净切成小块。将红枣、粳米、山药放在一起煮粥，吃时放适量白糖搅拌即可。

功效：山药性平，味甘，具有补脾、养肺、固肾、益精的功效；红枣益气养血。此粥香糯可口，有健脾益气、和胃养血之功效。

3. 枸杞猪肝汤

材料：枸杞叶50克，猪肝150克，食盐适量。

制法：枸杞叶洗净，猪肝切片，加入淀粉、盐适量，拌匀。锅内加适量清水煮沸，放入猪肝、枸杞叶，待猪肝煮熟后，调味即可。

功效：枸杞叶味甘、苦、性凉，入肝、脾、肾经，具有清肝明目的功效。此药膳清爽宜人，味甘可口，适合一般人群春季食用。

4. 春韭炒虾仁

材料：韭菜250克，虾仁30克，鸡蛋1个，食盐、酱油、淀粉、植物油、麻油各适量。

制法：先将虾仁洗净泡发，约20分钟后捞出，沥干水分待用；韭菜择洗干净，切3厘米长段备用。接着，将鸡蛋打破盛入碗内，搅拌均匀，加入淀粉、麻油调成蛋糊，把虾仁倒入拌匀待用。然后，炒锅烧热倒入植物油，待油热后下虾仁翻炒，蛋糊凝住虾仁后放入韭菜同炒，待韭菜炒熟，放食盐、淋麻油，搅拌均匀起锅即可。

功效：固肾气、补肾阳、通乳汁。韭菜含有大量粗纤维，能刺激肠壁、增强肠道蠕动，故这道菜亦可作为习惯性便秘患者之膳食。

5. 芹菜枸杞粥

材料：连根芹菜 120 克，枸杞 30 克，大米 100 克。

制法：先将大米加水煮至开花，加入枸杞与切粒的芹菜，小火煲 10～15 分钟，食盐调味即可。

功效：滋肝补肾，益精明目，清热利尿、降血压，尤其适宜春季肝火旺盛头痛和高血压人群。

二、夏季养生药膳

1. 冬瓜淡菜眉豆鸡脚汤

材料：带皮冬瓜 300 克，淡菜 10 只，眉豆 50 克，花生 50 克，陈皮 1 瓣，生姜 3 片。

制法：将材料洗净，冬瓜带皮切大块，淡菜、眉豆、花生用清水浸泡备用，鸡爪焯水。向锅内加入适量清水煮沸，加入上述材料，煮 90 分钟，调味即可。

功效：冬瓜味甘淡，性微寒，具有清热利湿、除烦止渴的功效；淡菜味咸性温，具有补肝肾、益精血、祛虚火的功效；眉豆健脾益气，花生补血养心；陈皮理气化痰；生姜温中和胃。此药膳味道甘淡清甜，消补温凉适中，消暑化湿，适合一般人在暑天食用。

2. 苦瓜瘦肉汤

材料：苦瓜 200 克，猪瘦肉 100 克，生姜、食盐各适量。

制作：苦瓜洗净去籽，切块；瘦肉切片。先将适量清水加姜丝，武火煮沸，下苦瓜、瘦肉，沸后，文火煲 30 分钟，调味即可。

功效：苦瓜瘦肉汤是被收录在《本草纲目》中的一款药膳，具有清热解暑、通利小便的功效。苦瓜味苦、性寒，具有清热解暑、明目、利尿等作用；瘦肉味甘、性平。二者相合，为夏季预防中暑、解暑的食养佳品。

禁忌：苦瓜性寒，阳虚体质的人应少吃。

3. 百合马蹄糖水

材料：鲜百合 150 克，马蹄 10 个，桂花蜜适量，鸡蛋 1 个。

制法：将百合、马蹄洗净，马蹄去皮切块，加入适量清水煮沸，20 分钟后关火，打入鸡蛋搅拌，调入适量桂花蜜，搅拌均匀即可。建议放凉后饮用，不宜放入冰箱冷藏食用。

功效：中医认为百合性微寒，具有清火、润肺、安神的功效；马蹄既是水果又是蔬菜，爽脆甘甜，具有清热生津、利尿通便、消食除胀的功效；桂花蜜滋润香甜。此糖水口感清爽，适合夏季烦躁失眠、肺胃火盛之人保健食用。

禁忌：糖尿病患者应少食。

4. 开胃乌梅饮

材料：乌梅 15～30 克，冰糖适量（分量根据各人口味添加），玫瑰茄 10 克，陈皮、玫瑰花、山楂根据个人情况选用，用量 3～5 克。

制法：乌梅、陈皮、玫瑰花、山楂加水 500～1000 毫升，大火滚开后转小火煮 30 分钟，加入冰糖适量，放温后服用。不建议冰镇，否则损伤阳气。

功效：中医曰"夏至一阴生"，即一年阳气在夏至当天升发至极点，万物的生机在此时最为显现，而在夏至之后阳气转为收敛、沉降的阶段，人身也应该顺应大自然阳气收敛的趋势，否则易出现上火、疲乏、烦躁等各种情况。中医认为，乌梅"收而不涩，能生津液"，能消食积；冰糖补益中土以配合乌梅酸甘化阴之余，又能清润。两者配合能使在外的热燥得以收敛，且无寒凉降火药物损伤脾胃之弊，最适合暑热之时饮用，户外工作者、易于上火烦躁者尤宜。若饮食积滞重、不欲饮食者，可酌情加少量陈皮、山楂理气消食；自觉烦躁严重者，可加玫瑰花疏肝解郁。

禁忌：乌梅饮偏酸，且含一定糖分，消化道溃疡及糖尿病患者慎用。

三、秋季养生药膳

1. 银耳雪梨百合红枣羹

材料：银耳半朵，雪梨半个，鲜百合100克，红枣（去核）5个，冰糖适量。

制法：银耳提前泡发1～2小时，洗净，掰成小块，雪梨切块，百合、红枣洗净；向锅内加适量清水煮沸，加银耳、百合、雪梨、红枣，用小火炖50分钟，最后加冰糖搅拌，待冰糖融化后即可。

功效：中医认为，银耳性平味甘淡、无毒，具有强精补肾、补气润肠、补脑提神、美容嫩肤、延年益寿之功效；梨味甘微酸、性凉，具有生津止渴、润燥、清热的作用；百合润肺止咳、宁心安神；红枣益气养血。本药膳为素食，具有补益清润、延年益寿的功效，适合一般人在秋季时保健食用。

禁忌：糖尿病患者应少食。体质虚寒的人可加几片生姜。

2. 石斛雪梨玉竹排骨汤

材料：石斛15克，雪梨1个，玉竹30克，排骨250克。

制法：将材料洗净，雪梨去芯切块，排骨斩件焯水。向锅内加入适量清水煮沸，加入上述材料，慢火煮 50 分钟，调味即可。

功效：梨味甘微酸、性凉，具有生津止渴润燥、清热化痰的作用；石斛微寒味甘，有益胃生津、滋阴清热的功效；玉竹味甘性平，具有润燥、养阴生津的功效。整个药膳甘甜可口，养阴生津润燥，特别适合秋季天气干燥时保健食用。

禁忌：阳虚体质的人应少吃。

3. 沙参玉竹煲水鸭

材料：沙参 20 克，玉竹 20 克，陈皮 1 瓣，生姜 3 片，水鸭半只。

制法：陈皮洗净用温开水泡 5 分钟备用。将水鸭洗净后切块，焯水。把玉竹、沙参、水鸭、生姜、陈皮放入锅内，倒入温开水，开大火烧开，改小火煲 1 个半小时。调味即可食用。

功效：水鸭性凉，入肺、脾、肾经，可滋阴血，退虚热；玉竹味甘性平，具有清热润燥、养阴生津的功效；沙参具有养阴止渴，润肺止咳的功效；配合陈皮行气理气、生姜温中和胃，可避免寒凉太过。本品尤其适合秋冬干燥时不耐温补之人食用。

4. 甘蔗玉米红萝卜煲排骨

材料：甘蔗 150 克，玉米 2 个，红萝卜 1 个，排骨 250 克，生姜适量。

制法：材料洗净，排骨斩件焯水，甘蔗切条，玉米、红萝卜切块，向锅内加入适量清水煮沸，加入上述材料，小火煮约 1 小时，调味即可。

功效：这款靓汤能益肠胃、润肺燥。中医认为，甘蔗有解热止渴、生津润燥、利尿滋阴的功效，而且能为机体补充充足的热能，对于消除疲劳等有较好的辅助疗效；甜玉米属于低热量、低碳水化合物的食物，而且含有丰富的植物纤维素和维生素 C，具有防治便秘的功效；红萝卜有消食下气、解渴利尿的作用。本品味道清甜，适合一般人群食用。

5. 养生糯米饭

材料：当归 15 克，黄芪 15 克，枸杞 20 克，红枣（去核）6 个，龙眼 15 克，糯米 150 克（可根据就餐人数调整用量），乳鸽 1 只。

制法：先将糯米用热水浸泡待用。把乳鸽肉切小块，3 个红枣切丝，加入适量黄酒、酱油、盐、胡椒粉腌制备用，伴入红枣丝、枸杞 5 克。将当归、黄芪、枸杞、龙眼各 15 克和 3 个红枣放入锅内，加入适量开水（加至足够煮饭的量），煮 20 分钟。再把煮出来的水倒在电饭锅里煮糯米饭，待饭熟的前 10 分钟，把伴好的乳鸽肉、枸杞、红枣丝一并放在饭面上焗熟，即成美味滋补的糯米饭。

功效：糯米味甘、性温，具有补中益气、健脾养胃的作用；鸽肉味咸性平，有滋肾益气、补血调经的功效；当归味甘性辛温，具有补血活血、调经润肠的功效；黄芪补气养血；红枣益气养血；枸杞滋肾补肝；龙眼补心脾、益气血。各物相配，尽显补益气血、健脾滋肾的作用，特别适合气血亏虚、营养不良之人。一般人也适宜服用。

禁忌：湿热体质宜少食。

四、冬季养生药膳

1. 胡椒猪肚汤

材料：白胡椒30～50粒，猪肚1个。

制法：新鲜猪肚1个，洗净后，用盐、生粉搓揉，洗净，以去除骚味。猪肚焯水，切块。向锅内加入适量清水煮沸，将猪肚下锅，加入白胡椒，煲两小时左右，汤稠肚烂时，调味即可食用。

功效：胡椒有温中散寒作用；猪肚有健胃养胃的功效。此汤适合一般人群食用，特别适合于脾胃虚寒的人群食用，可在饭前饮用。

2. 生姜羊肉土豆汤

材料：羊肉350克，土豆2～3个，生姜100克。

制法：羊肉切块，先焯水，土豆去切块，向锅内加入适量清水煮沸，放入羊肉、生姜煮 50 分钟，再加入土豆继续煮 10 分钟，调味即可。

功效：羊肉蛋白质较高，有较高热量，所以进食后浑身温暖，且羊肉味甘性温，具有温补脾肾的功效，所以它既能御风寒，又可补身体，对一般风寒咳嗽、慢性气管炎、虚寒哮喘、肾亏阳痿、腹部冷痛、体虚怕冷、腰膝酸软、面黄肌瘦、气血两亏、病后或产后身体虚亏等一切虚状均有治疗和补益效果，最适宜冬季食用，故被称为冬令补品，深受人们欢迎；搭配生姜，既能去羊肉骚味，又能加强温补的作用，促进周身血液循环；土豆，养胃和中，还有丰富的维生素 C 和膳食纤维素。

禁忌：易上火，湿热体质人群少食或慎食。

3. 补益甜蛋汤

材料：龙眼 30 克，红枣 9 个，红参 10 克，生姜 5 片，鸡蛋 3 个，红糖适量。

制法：将材料洗净，浸泡备用。先向锅内加入适量清水煮沸，放入红参煮 20 分钟，再加入龙眼、红枣，生姜煮 20 分钟关火，最后把鸡蛋打进汤中里（分次把鸡蛋打入汤中，不要搅动，做内嫩外滑的窝蛋），红糖调味即可。

功效：龙眼味甘、性温平，其含铁量较高，能促进血红蛋白再生，具有补心脾、益气血、健脾胃、养肌肉的功效；

红枣益气养血；红参大补元气；生姜温中和胃；鸡蛋味甘、性平，有滋阴润燥养血的功效，而且营养丰富。各物配合，不仅味道香甜，而且能补五脏之虚损，特别适用于气血不足、心脾血虚而致失眠、眼干头晕、容易疲倦、手足冰冷等表现之人，体质虚弱的老年人、妇女也尤为适合，一般人群亦可服用，儿童食用时建议不要加红参。

禁忌：湿热体质者慎食。

4. 冬令食补鸡汤

材料：当归 15 克，党参 15，红枣 5 个，陈皮 2 瓣，肉桂皮 5 块，生姜 5 片，鸡 1 只。

制法：鸡洗净切块，焯水后，与上述药材一起煮 90 分钟，适当放入盐、酱油调味即可。

功效：当归味甘性辛温，具有补血活血、调经润肠的功效；肉桂味辛甘、性热，具有补元阳、暖脾胃、除积冷、通经脉的功效；党参补脾益气；陈皮理气健脾，帮助消化吸收；红枣益气养血；生姜温中和胃。各物相配，性温味甘，补气养脾，特别适合脾胃虚弱、气血不足人群。

禁忌：湿热体质或感冒初期之人慎食。

第三章

岭南常用食物属性

一、岭南常用食物属性分类

就像世界上没有一片相同的树叶一样，每个人的体质也是不同的，因此我们要了解自己的体质，并根据自己的体质选择合适的食物进行养生。在此我们对岭南常用食物的属性进行了归类总结，大家养生食补时可根据个人体质选择合适自己的食物，由医生指导食用更佳。

1. 谷薯类

（1）属平性的有大米、番薯、米糠、玉米、芝麻、青稞、燕麦。

（2）属温、热性的有糯米、黑米、西米、高粱。

（3）属寒、凉性的有小米、小麦、大麦、荞麦、薏苡仁（薏米）。

2. 豆类

（1）属平性的有白豆、豌豆、蚕豆、赤小豆、黑豆。

（2）属温、热性的有扁豆（微温）。

（3）属寒、凉性的有绿豆。

3. 肉类

（1）属平性的有猪肉、猪心、猪肾、鹅肉、驴肉、野猪肉、鸽肉、蛇肉、蚂蚱、干贝、泥鳅、鳗鱼、青鱼、黄花鱼、墨鱼、鱼翅、鲈鱼、银鱼、鲤鱼、鲳鱼、鲑鱼、带鱼、鱿鱼。

（2）属温、热性的有猪肝、牛肉（微温）、牛肚、牛髓、狗肉、猫肉、猪肚、羊肉、羊肚、羊骨、羊髓、鸡肉（微温）、乌鸡、麻雀、野鸡肉、鹿肉、熊掌、虾、淡菜、鲢鱼、塘鲺、刀鱼、鳟鱼、黄鳝、大头鱼、龟肉、海参、鲫鱼、猪血、鸡血。

（3）属寒、凉性的有鸭肉（微寒）、兔肉、田鸡、鲍鱼、马肉、螃蟹、蛤蜊、蜗牛、蚯蚓、牡蛎、田螺、蚌肉、乌鱼、章鱼、甲鱼（微凉）、鸭血。

4. 蛋奶类

（1）属平性的有鸡蛋、鹌鹑蛋。

（2）属温、热性的有鹅蛋、羊奶、奶酪。

（3）属寒、凉性的有鸭蛋（微寒）、马奶、牛奶（微凉）。

5. 果类

（1）属平性的有苹果（微凉）、李子、葡萄、南瓜子、花生、白果、榛子、腰果、无花果干、番木瓜、百香果、山稔子（当梨）。

（2）属温、热性的有桃子、杏子、大枣、荔枝、桂圆

（龙眼）、佛手柑、柠檬（微温）、金橘、杨梅、石榴、松子仁、核桃、樱桃、榴莲、山楂、板栗、菠萝蜜。

（3）属寒、凉性的有梨、芦柑、橙子、草莓（微凉）、枇杷、罗汉果、菱角、百合、柿子、柚子、香蕉、桑葚子、杨桃、无花果、甘蔗、西瓜、哈密瓜、甜香瓜、菠萝（微寒）、奇异果、西柚、椰子、蛇皮果、牛油果、蓝莓、橄榄、火龙果、番石榴。

6. 蔬菜类

（1）属平性的有四季豆、刀豆、毛豆、豆角、鲜山药、胡萝卜、卷心菜、大头菜、豆豉、土豆、芋头、海蜇、黑木耳、香菇、平菇、猴头菇、葫芦、西蓝花、茼蒿、萝卜叶、豆腐皮。

（2）属温、热性的有葱、蒜、生姜、韭菜、香菜、洋葱、香椿、南瓜、辣椒、芥菜、蒜苗、蒜薹、黄芽菜、魔芋。

（3）属寒、凉性的有西红柿（微凉）、白菜、娃娃菜、马齿苋、芹菜、茄子、油菜、茭白、马兰头、菠菜、金针菜、豆腐、莴苣、生菜、花菜、枸杞叶、冬瓜、面筋、莲藕、丝瓜、黄瓜、苦瓜、蘑菇、金针菇、茨菰、空心菜、西洋菜、笋、海带、紫菜、海藻、草菇、荸荠、白萝卜、红丝线、铁甲草、蕨菜、秋葵、芥蓝、苋菜、蒲瓜、番薯叶、苦麦菜。

7. 药膳常用中药材

（1）属平性的有柏子仁、生晒参、羊肚菌、黑灵芝、枸杞、燕窝、玉米须、黄精、天麻、党参、甘草、鸡内金、酸枣仁、淮山、南杏、莲子、茯苓、土茯苓、阿胶、人参花、白木耳。

（2）属温、热性的有冬虫夏草、新开河参、鹿茸、田七、蛤蚧、紫河车、太子参、杜仲、白术、巴戟天、制何首乌、红枣、黑枣、鸡血藤、当归、川芎、陈皮、虫草花、黄芪、肉桂、北杏、砂仁、艾叶、花椒、紫苏、丁香、八角、茴香、松花粉、玛卡、海马、海龙。

（3）属寒、凉性的有赤灵芝、紫灵芝、孢子粉、西洋参、石斛、竹荪、生地、茵陈、沙参、玉竹、麦冬、灯芯草、葛根、川贝、金银花、益母草、茅草根、芦根、溪黄草、啤酒花、槐花、菊花、薄荷、胖大海、白芍、决明子、田七花、莲子心、鱼腥草、罗汉果。

8. 其他

（1）属平性的有蚕蛹、豆浆、白糖、菜油、麻油、花生油、豆油、豆奶。

（2）属温、热性的有酒、酒酿、芥末、醋、红茶、咖啡、红糖、玫瑰花、茉莉花、桂花、饴糖（麦芽糖）、胡椒、红糟。

（3）属寒、凉性的有冰糖、绿茶、蜂蜜、蜂王浆、椰汁、啤酒。

二、人体 9 种体质辨识指南

体质是人体生命活动中，在先天禀赋和后天获得的基础上形成的形态结构、生理功能和心理状态方面的综合的、相对稳定的固有特质，是人类在生长、发育过程中所形成的与自然、社会环境相适应的人体个性特征。

每个人的体质都具有相对的稳定性，但是也在一定范围内具有动态可变性、可调性。

1. 平和型

相对健康。

（1）体质特征：阴阳气血调和，以体态适中、面色红润、精力充沛等为主要特征。

（2）总体表现：体形匀称健壮，面色、肤色润泽，目光有神，嗅觉通利，唇色红润、精力充沛，睡眠良好，二便正常，舌色淡红，苔薄白，脉和有神。

（3）心理特征：性格随和开朗。

（4）发病倾向：平素患病较少。

（5）适应能力：对自然环境和社会环境适应能力较强。

2. 阳虚质

畏寒怕冷喜暖。

（1）总体特征：阳气不足，以畏寒怕冷、手足不温等虚寒表现为主要特征。

（2）形体特征：肌肉松软不实。

（3）常见表现：平素畏冷，手足不温，喜热饮食，大便溏薄，小便清长，舌淡胖嫩，脉沉迟。

（4）心理特征：性格多沉静、内向。

（5）发病倾向：易患肥胖、骨质疏松、关节痛、风湿性关节炎、类风湿、水肿、痛经、月经延后、闭经、性功能低下、性冷淡等疾病。

（6）适应能力：耐夏不耐冬，易感风、寒、湿邪。

3. 阴虚质

性急易渴、口咽干。

（1）总体特征：阴液亏少，以口燥咽干、手足心热等虚热表现为主要特征。

（2）形体特征：形体偏瘦。

（3）常见表现：口燥咽干，喜冷饮，面色潮红，手足心热，大便干燥，舌红少津，脉细数。

（4）心理特征：性情急躁，外向好动，活泼。

（5）发病倾向：易患高血压、心律失常、中风、咽炎、肺结核、糖尿病、顽固性便秘等疾病。

（6）适应能力：耐冬不耐夏；不耐受暑、热、燥邪。

4. 气虚质

易疲乏，精神不振。

（1）**总体特征**：元气不足，以疲乏、气短、自汗等气虚表现为主要特征。

（2）**形体特征**：肌肉松软不实。

（3）**常见表现**：平时气短懒语，容易疲乏、精神不振，易出汗，舌淡红，舌体胖大，边有齿痕，脉象虚缓。

（4）**心理特征**：性格内向，不喜冒险。

（5）**发病倾向**：易患感冒、疲劳综合征、贫血、营养不良、重症肌无力、胃下垂、直肠脱垂，神经性尿频等疾病，女性还易患子宫脱垂等疾病。

（6）**适应能力**：不耐受风、寒、暑、湿邪。

5. 痰湿质

容易发胖。

（1）**总体特征**：痰湿凝聚，以形体肥胖、腹部肥满、口黏苔腻等痰湿表现为主要特征。

（2）**形体特征**：形体肥胖，腹部肥满松软。

（3）**常见表现**：皮肤油脂较多，多汗且黏，胸闷，痰多，口黏或甜，舌苔白腻，脉滑。

（4）**心理特征**：性格偏温和、稳重，多善于忍耐。

（5）发病倾向：易患高血压、糖尿病、高脂血症、痛风、冠心病、肥胖症、代谢综合征等疾病。

（6）适应能力：对梅雨季节及湿重环境适应能力差。

6. 湿热质

性多急躁、容易长痘。

（1）总体特征：湿热内蕴，以面垢油光、口苦、苔黄腻等湿热表现为主要特征。

（2）形体特征：形体中等或偏瘦。

（3）常见表现：体内的热气使皮肤容易生疮长痘，而淤积在皮肤中的湿气使痘痘不容易痊愈。口苦或嘴里有异味，皮肤易瘙痒，大便黏滞不爽，小便短赤，舌质偏红，苔黄腻，脉濡数。

（4）心理特征：容易心烦急躁。

（5）发病倾向：易患疮疖、脂溢性皮炎、复发性口疮、慢性膀胱炎、胆结石、胆囊炎、特异性结肠炎等疾病。

（6）适应能力：对夏末秋初湿热气候、湿重或气温偏高环境较难适应。

7. 血瘀质

色晦暗，面色不佳。

（1）总体特征：血行不畅，以肤色晦暗、舌质紫黯等血瘀表现为主要特征。

（2）形体特征：胖瘦均见。

（3）常见表现：平素面色晦暗，易出现褐斑、易出现黑眼圈、胸闷胸痛，女性可出现痛经、闭经或经血紫黑有块，舌质暗有点、片状瘀斑，舌下静脉曲张，脉象细涩或结代。

（4）心理特征：易烦、健忘。

（5）发病倾向：易患中风、高血压、胃溃疡、冠心病、偏头痛、乳腺炎、子宫肌瘤、月经病、失眠等疾病。

（6）适应能力：不耐受寒邪。

8. 气郁质

胸胁胀满，容易抑郁。

（1）总体特征：气机郁滞，以精神抑郁、忧虑脆弱等气郁表现为主要特征。

（2）形体特征：形体瘦者为多。

（3）常见表现：胸胁胀满，心烦，爱生闷气，常感闷闷不乐，情绪低沉，易紧张焦虑不安，易多愁善感，肋部乳房胀痛，咽部有异物感，舌红，苔薄白，脉弦。

（4）心理特征：性格内向不稳定、敏感多虑。

（5）发病倾向：易患抑郁症、胸痛、经前期紧张综合征、乳腺增生、月经不调、消化性溃疡、慢性咽痛等疾病。

（6）对外界环境适应能力：对精神刺激适应能力较差；不适应阴雨天气。

9. 特禀质

遗传差，容易过敏。

（1）总体特征：先天失常，以生理缺陷、过敏反应等为主要特征。

（2）形体特征：过敏体质者一般无特殊；先天禀赋异常者或有畸形，或有生理缺陷。

（3）常见表现：没有感冒时也会打喷嚏，没有感冒时也会鼻塞、流鼻涕，因季节变化、异味原因而咳喘，容易过敏（对药物、花粉或某些食物），皮肤易起荨麻疹，皮肤因过敏出现紫癜，皮肤一抓就红，易出现抓痕。

（4）心理特征：随先天禀质不同情况各异。

（5）发病倾向：过敏体质者易患哮喘、荨麻疹、花粉症及药物过敏等；先天禀赋异常者易患遗传性疾病如血友病、先天愚型等疾病。

（6）适应能力：适应能力差，如过敏体质者对易致过敏季节适应能力差，易引发宿疾。

第四章

常见病的岭南中医
预防和保健

　　岭南独特的地理、气候特点形成了独具特色的岭南中医流派，针对常见感冒、咳嗽等病症，形成了一套预防和保健方法，在此概述一二。但应注意，确有疾病发生时，还应及时就医，遵医嘱进行治疗。

一、感冒

　　上呼吸道感染简称上感，又称普通感冒，是包括鼻腔、咽或喉部急性炎症的总称。广义的上感不是一个疾病诊断，而是一组疾病，包括普通感冒、病毒性咽炎、喉炎、疱疹性咽峡炎、咽结膜热、细菌性咽-扁桃体炎。狭义的上感又称普通感冒，是最常见的急性呼吸道感染性疾病，多呈自限性，但发生率较高。成人每年发生 2～4 次，儿童发生率更高，每年 6～8 次。全年皆可发病，冬春季较多。

　　中医感冒病名首见《仁斋直指方》，病情有轻重的不同，轻者多为感受当令之气，一般通称伤风或冒风、冒寒；重者多为感受非时之邪，称为重伤风。如在一个时期内广泛流行，证候多相类似者，称为时行感冒。内经有云："冬伤于寒，春必温病。"

（一）预防

1. 生活起居

　　（1）通，即通风透气法。居室的窗户，每天至少要开

30分钟,使室内通风透气,让感冒病毒随空气流动排到室外。

(2)晒,即勤晒被褥法。被褥要勤晒,被褥经阳光中的紫外线照射后可以起到杀菌作用。

(3)熏,即食醋熏蒸法。每日用食醋在室内熏蒸15～20分钟,能杀除居室内病菌病毒,保障健康。一般10～15平方米的房间用食醋150克,略添水加温至蒸发。

(4)洗,即冷脸热足法。早晨用冷水洗脸,晚上用热水泡脚,有助于提高身体抗病能力。另外,要养成勤洗手的习惯,以减少沾染感冒病毒的可能性。

(5)漱,即盐水漱口法。每天早晚用淡盐水漱口1次,可杀死口腔病菌。

(6)穿,即科学衣着法。衣服不要穿得过多,可提高身体耐寒抗病能力;因劳动或运动出大汗后,勿在室外大量脱衣,避免伤风受凉。

(7)消,即餐具消毒法。不洁的餐具也可能是个感染源,所以餐具最好每周用开水消毒几次。

(8)睡,即睡个好觉法。美美地睡一整夜,可使人的免疫细胞保持充沛活力。

(9)避,即拉开距离法。感冒流行季节,要尽可能减少社交,少去公共场所。遇到患感冒的人咳嗽和打喷嚏时,最好离他们1米以外,或转过身去。

2. 合理膳食

（1）吃，即饮食均衡法。注意日常饮食营养的均衡，特别要多吃新鲜的蔬菜、水果，养成生食大蒜的习惯。

（2）喝，即大量饮水法。饮水少，嗓子发干上火，就容易感冒。保持足够的体液可以保证免疫功能的正常发挥。日常可饮用姜茶：取红糖或白糖 30 克、鲜姜末 3 克，开水冲泡，睡前饮用，能有效地防治感冒。

3. 适度运动

（1）动，即体育健身法。坚持户外活动，正常成人一星期至少要锻炼 3 次，每次 30～45 分钟，可以大大增强抗感冒能力。项目可因人而异，如散步、跑步、打球、做操、练太极拳、习剑、跳舞等。但锻炼不可过度，否则反而会增加患感冒的机会。

（2）呼，即呼吸锻炼法。集中精力，身体端正，两脚与肩同宽，两臂伸直深呼吸十数次，切忌憋气。

（二）保健

1. 按摩、拔罐、刮痧

（1）按摩穴位法。两手心相对，搓热后按摩迎香穴和涌泉穴，次数不限，舒服为度，早晚均可。

①迎香穴：在鼻翼外缘中点旁，当鼻唇沟中。

②涌泉穴：足前部凹陷处第 2、3 趾趾缝纹头端与足跟连线的前三分之一处。

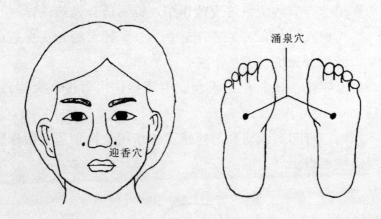

（2）常用穴位。

①风池穴：风池穴位于颈后枕骨的下缘，距离耳朵后部约两个手指宽的凹陷处。

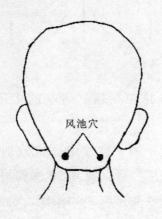

按摩手法：两手拇指点住风池穴，用指头用力揉动数十次。

作用：有清热疏风解表的作用，特别适合风热感冒。

②大椎穴：大椎穴在颈后正中，一个较大的骨头突起的下缘，即第七颈椎棘突的下缘。

按摩手法：该穴用一手食、中两指，用力按住大椎穴，揉动100～200次。

作用：可起到预防和治疗感冒的作用，特别适合治疗感冒后高热不退。

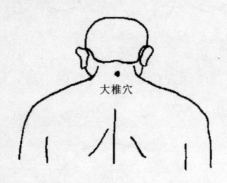

③肩井穴：肩井穴在颈到肩端的中部，肌肉较丰富的地方。

按摩手法：两手拇、食、中三指分别拿对侧的肩井穴。拇指在前，食、中指在后，提拿10次即可。

作用：具有疏风散寒解表的作用，特别适合风寒感冒。

④足三里穴：小腿外侧上端有一个突起的骨头名叫腓骨

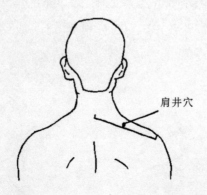

肩井穴

小头，在这个骨头突起的前下方约 3 个手指宽处，即是足三里穴。

按摩手法：用一手食、中两指，用力点住同侧足三里穴，慢慢揉动数十次。再用另一只手点揉另一侧的足三里穴。

作用：足三里有疏风散寒、扶正祛邪的作用，可调节机体免疫力，预防感冒。

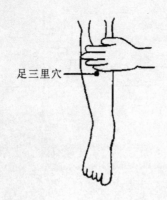

足三里穴

（3）拔火罐法：在颈椎、胸椎附近选择大椎、大杼、肺俞拔罐，拔罐后留罐 10～15 分钟起罐，或用闪罐法。适用于风寒感冒。

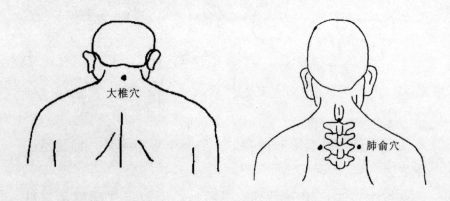

（4）刮痧法。沿颈椎、胸椎两则（即风池、大椎、风门、肺俞部位）及肩胛部、中府及前胸、足三里各 1～2 分钟。适用于风热感冒。

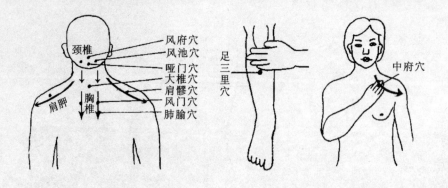

2. 调畅情志

不要有过大的心理压力，适当地调节心情和自身压力有助于机体的新陈代谢。

3. 生活起居

（1）滴，即米醋滴鼻法。在流感多发季节，用米醋兑水各半，装入滴鼻用的空瓶内，滴入鼻孔内数次，有助于杀死鼻腔内病毒。

（2）服，即服药防范法。研究证实，维生素 E、维生素 C 能促进人体的免疫功能，每天服用 100～200 国际单位的维生素 E、维生素 C，对预防感冒有好处。另外，发现可能流行感冒时，提前食用养生食品及药物，可起预防作用。

4. 食补

（1）姜葱糖水：生姜 10～30 克，将其捣烂，加适量红糖、葱白 2 段，水煎煮，趁热服，服后盖被取微汗出，每日一剂。适用于风寒感冒。

（2）紫苏叶茶：紫苏叶 16 克，晒干揉成粗末，沸水冲泡，加红糖适量，代茶频饮。适用于风寒感冒初期。

（3）藿荷饮：鲜藿香叶 10 克，鲜荷叶 15 克，冰糖适量，煎水饮。适用于暑湿感冒。

（4）金菊薄荷茶：金银花 15 克，菊花 10 克，薄荷 3 克，放入茶杯中，用沸水冲泡，焖泡 10～15 分钟即可，代茶频饮。适用于风热感冒。

（5）薄荷梨粥：薄荷 3 克、带皮鸭梨 30 克、大枣 6 枚，加水适量，煎汤备用；小米或大米煮粥，粥熟后加入薄荷梨汤，再煮沸即可。适宜春季时节服用。

（6）菊花芦根茶：菊花 5 克、芦根 10 克。沸水浸泡代茶频频饮服。适宜春季时节服用。

（7）姜枣苏叶饮：苏叶 3 克、生姜 3 克、大枣 3 个、红砂糖 15 克。生姜切丝，大枣去核切片，与紫苏叶同装入茶杯内，以沸水 200～300 毫升，加盖浸泡 5～10 分钟，加入红糖搅匀，趁热饮用。适用于深秋、冬季寒冷季节服用。

（8）豆豉二白汤：淡豆豉 12 克，葱白 15 克，白萝卜 30 克，香菜 3 克。加水适量烧沸，趁热服用。适用于深秋、冬季寒冷季节服用。

二、咳嗽

咳嗽是人体清除呼吸道内的分泌物或异物的保护性呼吸反射动作。虽然有其有利的一面，但剧烈长期咳嗽可导致呼吸道出血。病发时，必须正确区分一般咳嗽和咳嗽变异性哮喘，防止误诊。治疗咳嗽应在区分咳嗽类型的基础上施诊用药，西药、中药皆可，但以食疗为最佳。

咳嗽是最为常见、极为普遍的病症之一。它虽然不危及性命，但若持久不愈，便会影响睡眠质量，造成胸闷、气喘与气短等症状。普通咳嗽一般很快痊愈，但一旦失治或误治，就会演变成复杂的慢性咳嗽。

中医把咳嗽大致分成两大类，即外感咳嗽与内伤咳嗽。当气候突然转变或人体抵抗力不足时，风、寒、暑、湿、燥、火六种邪气就会从口鼻或皮毛入侵人体，肺脏首当其冲，其宣发肃降的功能失常，肺气上逆迫于气道，就引起咳嗽。由外因引起的咳嗽为外感咳嗽。内伤咳嗽一般属于慢性咳嗽，其病理因素包括饮食、情志及脏腑功能的失调，其中尤以饮食不节导致脾胃功能失常、痰浊内生以致咳嗽的情况最为常见。

（一）预防

1. 生活起居

注意气候变化，避风寒，免着凉，避免接触烟尘刺激，防寒保暖，提高机体卫外功能。

2. 合理膳食

（1）饮食宜清淡，避免过咸、过甜及辛辣刺激类食物，以免刺激或加重咳嗽

（2）饮适量温水。

（3）忌生冷食品。

（4）忌食油腻、煎炸的食品，以免助湿生痰，加重病情。

（5）忌食糖分偏高的水果，如橙与香蕉。

（6）忌食海鲜、鸡禽。

（7）外感咳嗽不宜食用滋补类食品。

（8）戒烟酒。

3. 适度运动

适量运动以达微汗出为止。

4. 调畅情志

乐观处事，保持心情愉悦。

（二）保健

1. 按摩、刮痧、推拿

（1）按揉天突穴 3 分钟，按揉肺俞、膻中、风池穴各 2 分钟，敲打后背 2～3 分钟。

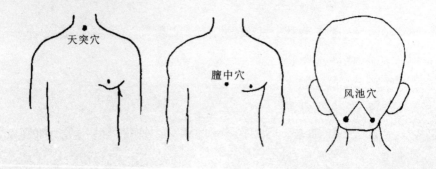

（2）刮痧部位：颈部（大椎）、背部（风门、肺俞）、胸部（膻中、中府）各1～2分钟。

（3）小儿推拿具体步骤如下：

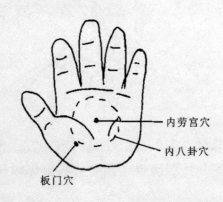

内劳宫穴

内八卦穴

板门穴

①家长用拇指揉板门（手掌大鱼际部）100次。

②用拇指指纹面在小儿掌心内八卦（掌心内劳宫四周）处旋转运摩，左右手各1分钟。内劳宫位于掌心中，握拳中指端所指处。

③按揉天突穴（在喉下方，胸骨切迹上缘正中上半寸凹陷中和膻中穴（在胸骨上，两乳头连线中点）各2分钟。

④分推胸肋：患儿仰卧，家长在其头前，两手拇指相对，其余4指分开，自胸骨顺1～4肋间向外分推至腋中线，操作3分钟。

⑤患儿俯卧，家长用拇指按揉肺俞穴（第三胸椎棘突旁开1.5寸处）2分钟。最后沿肩胛骨内侧缘，自上而下左八字式分推，约30次，结束治疗。

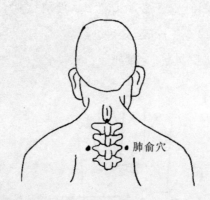

肺俞穴

上述方法每日 1 次。在治疗过程中，宜在施为部位用少许爽身粉以防患儿皮肤破损，同时应做好保暖工作。

2. 生活起居

（1）戒烟酒，避免接触烟雾及刺激气体，异味等。

（2）饮食不宜多食用甘肥、辛辣、煎炸及过甜、咸等食物。

（3）室内环境通风换气，保持一定温度及湿度。

（4）注意气候变化，及时增减衣服，避免受凉。

3. 食补

（1）黄芩汤：黄芩 30 克，水煎服，每日 2～4 次。治疗燥热咳嗽。

（2）桑叶煎：嫩桑叶 30～60 克，水煎服，每日 2～4 次。治疗燥热咳嗽。

（3）百合款冬花饮：百合 30～60 克，款冬花 10～15 克，冰糖适量。水煎服，饮水食百合，宜晚饭后睡前食用。治疗燥热咳嗽。

（4）川贝母蒸梨：雪梨或鸭梨 1 个，川贝母 6 克。将梨于柄部切开，挖空去核，将川贝母粉入雪梨内，用牙签将柄部复原固定。放大碗中加入冰糖，加少量水，隔水蒸半小时左右。将蒸透的梨和其中的川贝母一起食入。治疗久咳不愈、咳嗽有痰。

（5）杏仁萝卜汤：苦杏仁（打碎）6～10 克，生姜 3 片，白萝卜 100 克切块，水煎服，可加少量白糖，每日 1～2 次。散寒化痰，治疗风寒咳嗽。

三、失眠

现在临床医学对失眠的认识还存在局限性，但是，临床医学家们已经开始根据临床研究给失眠进行定义，2012 年中华医学会神经病学分会睡眠障碍学组根据现有的循证医学证据，编写了《中国成人失眠诊断与治疗指南》，其中指出，失眠是指患者对睡眠时间和（或）质量不满足并影响日间社会功能的一种主观体验。

失眠属于中医学"不寐"的范畴，是以经常不能获得正常睡眠为特征的一类病证。多为情志所伤、饮食不节、劳逸失调、久病体虚等因素引起脏腑功能紊乱，气血失和，阴阳失调，阳不入阴而发病。病位主要在心，涉及肝、胆、脾、胃、肾，病性有虚有实，且虚多实少。治疗以补虚泻实、调整脏腑阴阳为原则。

（一）预防

1. 生活起居

环境的改变，会使人产生生理上的反应，如乘坐车、船、飞机时睡眠环境的变化；卧室内强光、噪声、过冷或过热都可能使人失眠。有的人对环境的适应性强，有的人则非常敏感、适应性差，环境一发生改变就睡不好。

尽量让自己在不会发生瞬间改变的环境中入睡，适合人类睡眠的几点条件如下。

（1）颜色：蓝色和绿色是海和树的颜色，对安定情绪有利。

（2）光：人在睡眠时，光亮会刺激神经，而且抑制松果体分泌褪黑素，故睡眠时寝室光线宜暗不宜亮。"静"和"暗"是睡眠的两大要素。

（3）温度：夏天 22.3℃较合适。

（4）湿度：以 40%～60%为宜。

此外，建立有规律的一日生活制度，保持人正常的"睡—醒"规律也非常重要。

2. 合理膳食

在睡觉之前，不要摄入对大脑有刺激性的饮食，如茶、咖啡等。应该保持空腹或者吃一点有助睡眠的食物，例如：牛奶、小米、核桃、大枣、蜂蜜、醋等。

3. 适度运动

白天适度地进行体育锻炼，有助于晚上的入睡。

4. 调畅情志

心理因素如焦虑、烦躁不安或情绪低落、心情不愉快等，都是引起失眠的重要原因。生活的打击、工作与学习的压力、未遂的意愿及社会环境的变化等，会使人产生心理和生理反应，导致神经系统的功能异常，造成大脑的功能障碍，从而引起失眠。

保持乐观、知足常乐的良好心态。对社会竞争、个人得失等有充分的认识，避免因挫折致心理失衡。

5. 其他

身体疾病如心脏病、肾病、哮喘、溃疡病、关节炎、骨关节病、肠胃病、高血压、睡眠呼吸暂停综合征、甲状腺功能亢进、夜间肌阵挛综合征、脑疾病等都可能导致失眠。

服用中枢兴奋药物也可导致失眠，如减肥药苯丙胺等。长期服用安眠药，一旦戒掉，也会出现戒断症状——睡眠浅，噩梦多。茶、咖啡、可乐类饮料等含有中枢神经兴奋剂——咖啡因，晚间饮用可引起失眠。酒精干扰人的睡眠结构，使睡眠变浅，一旦戒酒也会因戒断反应引起失眠。这些都要在日常生活中予以注意。

注意给自己创造有利于入睡的条件反射机制可改善失眠。如睡前半小时洗热水澡、泡脚、喝杯牛奶等，长期坚持，尽量建立起"入睡条件反射"。

（二）保健

1. 按摩

每天按摩太阳穴、百会穴数次，用保健木梳梳头 5 分钟，从而保持心情舒畅，解除烦恼，消除思想顾虑。

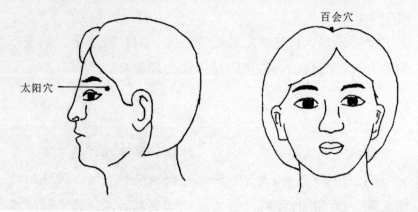

2. 食补

（1）取大枣、小麦、冰糖，先取大枣、小麦水煎去渣取汁，纳入冰糖烊化顿服，每晚1次。

（2）取大枣、龙眼、大米、砂糖适量。先取大米煮粥，待沸时加入大枣、龙眼，煮至粥熟时，调入冰糖，再煮一、二沸即成，每日1剂。

（3）秫米粥：取秫米30克、制半夏10克。先煎半夏去渣，入米煮作粥。空腹食用，可和胃安眠。适用于食滞不化、胃中不适而引起失眠者。

（4）酸枣仁米粥：取酸枣仁末15克、粳米100克。先以粳米煮粥，临熟，下酸枣仁末再煮。空腹食用，可宁心安神。适用于心悸、失眠、多梦、心烦。

（5）小米枣仁粥：取小米100克、枣仁末15克、蜂蜜30克。小米煮粥，候熟，入枣仁末，搅匀。食用时，加蜂蜜，日服2次，可补脾润燥，宁心安神。治纳食不香、夜寐不宁、大便干燥。小米枣仁粥是最为常用的失眠食疗法之一。

（6）茯苓饼：取茯苓细粉、米粉、白糖各等份，加水适量，调成糊，以微火在平锅里摊烙成极薄的煎饼。可经常随量吃，可健脾补中、宁心安神。适用于气虚体弱所致的心悸、气短、神衰、失眠以及浮肿、大便溏软等。

（7）乌灵参炖鸡：取鸡1只，乌灵参100克，酒、姜、葱、盐各适量。乌灵参用温水浸泡 4～8 小时，洗净切片，放入鸡腹内。将鸡放入砂锅内，清水淹过鸡体，放入酒、姜、葱适量，旺火烧开后，改文火清炖，待鸡熟后，加盐少许即成。每日 2 次，食鸡肉，饮汤。可补气健脾、养心安神。适用于神经衰弱引起的失眠。

3. 填脐疗法

取酸枣仁，研为细末，置肚脐中，外用伤湿止痛膏固定，每日 1 换。

4. 敷足疗法

（1）取朱砂，加糨糊适量调匀，置于伤湿止痛膏上，贴敷于脚心涌泉穴上，包扎固定，每晚 1 次。

（2）吴茱萸 9 克，米醋适量，将其捣烂后用米醋调成糊状，贴敷于两足心的涌泉穴，24 小时取下。

涌泉穴

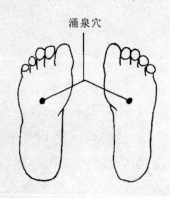

5. 足浴疗法

磁石、菊花、黄芩、夜交藤，水煎 2 次，去渣取汁，倒入浴盆中，趁热浸洗双足 15～30 分钟，每晚 1 次。

6. 艾灸法

用艾条灸三阴交、太溪、涌泉、神门，每个穴位 10～15 分钟，每晚 1 次，可有效促进睡眠，减轻失眠所引起的神经衰弱。

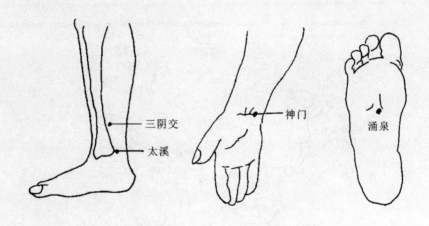

四、高血压病

高血压病是指以体循环动脉血压（收缩压和/或舒张压）增高为主要特征（收缩压大于等于 140 毫米汞柱，舒张压大于等于 90 毫米汞柱），可伴有心、脑、肾等器官的功能或器质性损害的临床综合征。高血压病是目前我国最常见的慢性病之一，也是心脑血管病最主要的危险因素之一。

中医古代文献中并无高血压病的名称，但有关于高血压病症状的记载，散见于"眩晕""头痛""肝风""中风"等论述中。如《黄帝内经》记载："诸风掉眩，皆属于肝。"《诸病源候论》记载："肝气胜为血有余，则病目赤善怒，逆则头晕，耳聋不聪。"这些论述对于现代防治高血压病具有一定的指导作用。

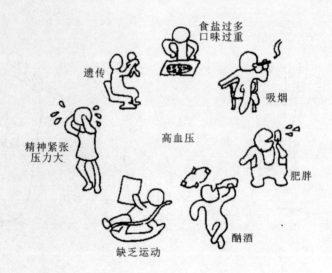

（一）预防

1. 合理膳食

（1）限制过多钠盐摄入，首先减少烹调用盐，每人每天食盐量小于 6 克为宜。

（2）减少膳食脂肪，补充适量蛋白质，多食蔬菜和水果，摄入足量钾、镁、钙。

（3）限制饮酒，乙醇（酒精）摄入量与血压水平及高血压患病率呈线性相关，高血压患者应戒酒或严格限制饮酒。

2. 控制体重

体重的增加与高血压密切相关，高血压患者体重降低对改善胰岛素抵抗、糖尿病、高脂血症和左心室肥厚均有益。可通过降低每日热量及盐的摄入、加强体育运动等方法达到控制体重的目的。

3. 坚持运动锻炼

运动不仅可使收缩压和舒张压下降（可能与扩张血管有关），而且对减轻体重、增强体力、降低胰岛素抵抗有利。可根据年龄及身体状况选择慢跑、快步走、太极拳等不同方式。运动频度一般每周 3～5 次，每次持续 20～40 分钟。

4. 其他

（1）保持健康的心理、减少精神压力和抑郁、心胸开阔、精神乐观、劳逸结合、不吸烟，这些都对本病预防有着积极意义。

（2）开展群众性的防病治病工作，进行定期健康检查，对有高血压病家族史而本人血压曾有过增高记录者，定期随访观察，则有利于对本病的早期发现和及早治疗。

（3）提倡每个医师在诊病时都将测量血压列为常规检查，这有助于发现无症状的早期高血压病人，为他们提供早期治疗的机会。

（二）保健

1. 穴位按摩

（1）坚持每晚脚底涌泉穴按摩 20 分钟，是预防高血压发生发展的有效方法。涌泉穴位于足底部，蜷足时足前部凹陷处，约位于足底第 2、3 跖趾缝纹头端与足跟连线的前 1/3 与后 2/3 交点上。

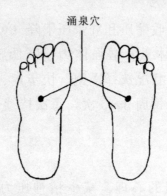

涌泉穴

（2）我们人体自身有 3 个帮助降低血压的穴位——太冲、太溪和曲池。其中，太冲穴可以疏肝理气，平肝降逆，不让肝气升发太过；肾经上的太溪穴补肾阴就是给"肝木"

浇水；大肠经上的曲池穴可以扑灭火气，降压效果最好。可坚持每天按揉 3 个穴位 3～5 分钟，每次不少于 200 下。

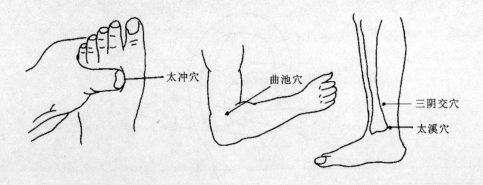

2. 穴位敷贴

（1）选用吴茱萸研粉加醋及温开水调成丸状，外敷双足涌泉穴或神阙穴，能起到降压作用。吴茱萸性热味苦辛，有散寒止痛、降逆止呕之功，用于治疗肝胃虚寒、阴浊上逆所致的头痛或胃脘疼痛等症。神阙穴位于脐窝正中。

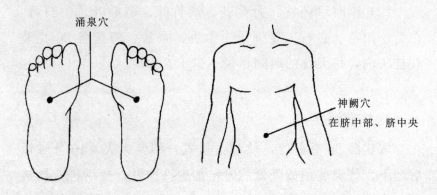

（2）用环留行子黏贴在耳穴降压沟，肝、肾、皮质下、内分泌、神门等穴，隔天 1 次。左右交替使用。

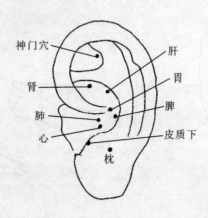

3. 药枕

（1）杭菊花、桑叶、野菊花、辛夷各 500 克，薄荷、红花各 150 克，混合粉碎后另拌入冰片 50 克，装入布袋作枕头使用。每剂药可用 3～6 个月。

（2）李时珍药枕：野菊花、淡竹叶、冬桑叶、生石膏、白芍、川芎、磁石、蔓荆子、木香、蚕沙、薄荷各 20 克装在枕头内，每天枕的时间尽量不少于 6 小时。

4. 中药浴足

取钩藤 30 克剪碎，放到盆里煮，不要大火，10 分钟以后端下，待温度稍微降低的时候加少许冰片，然后把双脚放进去，泡 20 分钟。长期坚持，可起到降血压的作用。

5. "松弛－默想"锻炼方法

（1）选择一个少受外界干扰的安静环境。

（2）静坐一个舒适的位置，闭上眼睛。

（3）尽量放松全身肌肉，从脚开始，循环逐步向上，直至面部，保持肌肉高度松弛。

（4）通过鼻子呼吸，呼气时默念"一"，即吸进——呼出——"一"，如此循环。

（5）持续锻炼 20 分钟，结束时闭目静坐数分钟，然后再睁眼。

（6）随时注意自己是否已达到肌肉高度放松状态。

（7）可每天锻炼 1～2 次。一般要在饭后 2 小时进行，以免影响消化。

6. 药补、食补

高血压病患者可以根据病情适当进补。进补是针对虚证而言，而且要辨明气血阴阳之虚的不同，如肝血不足、肾阴虚的高血压患者，表现为眩晕、眼花目糊、心烦失眠、口干等症状者，可选用生地、百合、银耳、葛根、枸杞、五味子、莲子等补之，以滋阴养血、平抑肝阳；若脾气虚弱、肾阳不足者，表现为头目眩晕、心悸气短、腰酸肢软、食欲不振者，可适当选用黄芪、党参、山药、茯苓、杜仲等补之，以调整机体气血阴阳的平衡，促使血压降低和稳定。

食疗食补的关键是控制和减少高脂肪、高糖、高胆固醇类食物的摄取，控制体重和降低血脂。另外适当多吃鱼类、大豆制品、蔬菜、水果和杂粮，这类食物中富含蛋白质、维生素、微量元素和纤维素，具有降低血脂、血压、维护血管功能、防治心脑血管病的作用。还可适当地选择食用一些具有降压、降脂作用的食物，如蜂蜜、紫菜、海带、海蜇、海参、芹菜、洋葱、荠菜、大蒜、茭白、荸荠、食醋等。按照我国医学"药食同源"的理论，根据高血压病的实际情况，无论是轻型或重型高血压病患者，进补时都应以食补为主，药补次之，药食兼补。

7. 几种中医食疗方剂

（1）芹菜 500 克水煎，加白糖适量代茶饮。或芹菜 250 克、红枣 10 枚，水煎代茶饮。

（2）山楂 30～40 克、粳米 100 克、砂糖 10 克，先将山楂入砂锅煎取浓汁，去渣，然后加入粳米、砂糖煮粥，每天服 2 次，可作上、下午加餐用，不宜空腹食用，7～10 天为 1 程。

（3）花生米浸泡醋中，5 天后食用，每天早上吃 10～15 粒，有降压、止血及降低胆固醇作用。

（4）糖醋浸泡 1 个月以上的大蒜瓣若干，每天吃 6 瓣蒜，并饮取糖醋汁 20 毫升，连服 1 个月，适用于顽固性高血压。

（5）煮熟的黄豆浸于食醋中，2～3天后食之，每次10～15粒，每天3次，坚持服用有降压作用。

（6）罗布麻叶6克、山楂15克、五味子5克、冰糖适量，开水冲泡代茶饮，常饮可降压，改善高血压症状，并可防治冠心病。

（7）淡菜、荸荠或芹菜各10～30克，每天煮汤喝，15天为1程，对降压有效。

（8）决明子15克、大米50克，先煮决明子20分钟后，去渣加入大米煮成粥，加适量白糖食之，每天1次，有清热平肝益气和中作用，适用于肝火上亢型患者。

（9）山楂20克、米仁50克、大枣5枚，煮水饮，血压高时每天早晨服1次，直至血压下降，平时每周服1次，以作保健之用。本品有和中健肝、祛湿化痰的作用，尤其适用于老年人高血压，不论虚症实症均可使用。

五、糖尿病

糖尿病是一种以高血糖为特征的代谢性疾病。高血糖则是由于胰岛素分泌缺陷或其生物作用受损，或两者兼有引起。糖尿病时长期存在的高血糖，导致各种组织，特别是眼、肾、心脏、血管、神经的慢性损害、功能障碍。

中医对此病早已有精辟论述，根据其临床症候表现为口渴、多饮、多食、多尿、身体无力、消瘦等，相当于"消渴病"，

《黄帝内经》中就有有关"脾瘅""消瘅""消渴"的论述。

糖尿病的临床表现包括典型症状"三多一少"：多尿、多饮、多食、体重减轻；不典型症状则有伤口不容易愈合、视力减退、下肢麻木、皮肤瘙痒等；也有一些Ⅱ型糖尿病患者可能没有任何临床症状。

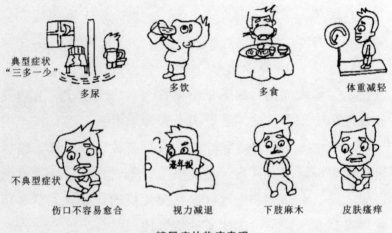

典型症状
"三多一少"

多尿　　　　　　多饮　　　　　　多食　　　　　　体重减轻

不典型症状

伤口不容易愈合　　视力减退　　下肢麻木　　皮肤瘙痒

糖尿病的临床表现

（一）预防

1. 合理膳食

（1）治疗糖尿病的关键在于控制饮食。通过饮食控制，可促进尿糖消失，空腹血糖降至正常，纠正代谢紊乱，防止各种并发症。

糖尿病患者每天摄入主粮不宜高于250克。如仍感觉饥饿，可增加些既含有高纤维又能降血糖的蔬菜，如洋葱、芹菜、海带、菠菜等。蛋白质类副食品如豆制品、牛奶、瘦肉等都可食用，摄入量标准为：成人每日每千克体重 1 克；孕妇、哺乳期、营养不良及合并感染时，每日每千克体重 1.2～1.5 克；儿童每日每千克体重 2～3 克。脂肪摄入量应根据病人的具体情况而定，一般每日每千克体重 0.6～1.0 克，总量约为 50～60 克；肥胖病人应少吃脂肪多的食物，每日不宜超过 40 克，消瘦病人可相应提高脂肪量，但原则上不能超过糖的一倍。

另外，要尽量选用各种植物油作为烹调油。限制摄入脑髓、蛋黄、鱼卵、动物内脏等含胆固醇高的食物，以降低血脂含量，改善血液黏稠度，防止并发高血压病及冠心病。因主食减少后，维生素 B$_1$ 摄入量会不足，极易产生手足麻木等症，可食用粗粮、豆类、糙米等富含维生素 B$_1$ 的食品。

（2）饮食宜忌：烟酒属辛温之品，会加重病人口渴、饮水症状，应戒烟忌酒。忌食糖，包括各种糖果、果酱、蜜饯、各种甜点心、冰激凌、粉丝、藕粉、土豆、胡萝卜等含糖量高的食品，可有效地防止血糖增高，减少并发症的发生。忌食葱、姜、蒜等辛辣刺激之品。饮食宜少盐清淡，多食新鲜蔬菜，如冬瓜、绿豆、枸杞头、马兰头等。降糖奶粉有降低血糖作用，平时可服用，每次 25 克，温开水冲服。

2. 劳逸结合

一般病人可参加正常工作，但不宜过度劳累。房事要节制。保持精神乐观，避免精神创伤。运动可增强对糖的耐受性和降低对胰岛素的依赖性，减少胰岛素需要量，降低血糖，改善血脂的代谢异常。适当的运动可控制肥胖，可选择慢跑、散步、练功十八法、健身操、太极拳等项目，从短时间、小运动量开始，持之以恒。但空腹时及重症糖尿病人不宜运动，以防发生低血糖休克等。

3. 精神调理

糖尿病患者中痰湿体质、阴虚体质与湿热体质者较多，兼有瘀血体质。

痰湿体质者多性格偏温和，稳重谦恭和达，多善于忍耐，可适当增加社会交往活动，多参加集体公益活动，培养广泛的兴趣爱好，增加知识，开阔眼界。合理安排休闲、度假活动，以舒畅情志、通畅气机，改善体质，增进健康。

阴虚体质与湿热体质者均性情较急躁，外向好动，活泼，常常心烦易怒，五志过极，易于化火，情志过极，或应学会善于调节自己的情志，释放不良情绪，安神定志，以舒缓情志。学会正确对待喜与忧、苦与乐、顺与逆，保持稳定的心态。

（二）保健

1. 按摩

（1）适应证：适用于Ⅱ型糖尿病伴乏力、腰酸背痛者。

按摩背腰部：推揉脊柱两侧，敲打大椎到腰骶，按揉胰俞、胃俞、肾俞和局部阿是穴。

（2）适应证：适用于Ⅱ型糖尿病腹满、大便不畅者。

按摩腹部：按揉神阙穴，顺时针摩腹。

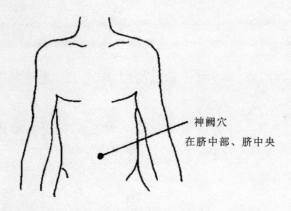

神阙穴
在脐中部、脐中央

（3）适应证：适用于Ⅱ型糖尿病头晕、乏力、寐差，或下肢麻痛者。

按摩下肢：按揉足三里，按揉三阴交，手擦涌泉穴以透热为度。三阴交穴在内踝尖直上10厘米，胫骨后缘。

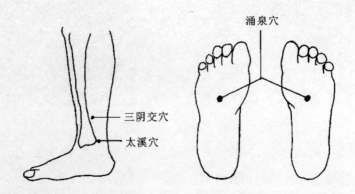

涌泉穴

三阴交穴

太溪穴

2. 艾灸

（1）适应证：适用于Ⅱ型糖尿病乏力、抵抗力下降、下肢无力者。

灸足三里：将艾条一端点燃，对准足三里，约距半寸至一寸，进行熏灸，每侧10～15分钟。

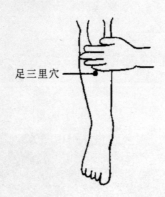

足三里穴

（2）适应证：适用于Ⅱ型糖尿病畏寒肢冷或男子阳痿，抵抗力下降者。

灸关元：将艾条一端点燃，对准关元穴，约距半寸至一寸，每次10～15分钟。关元穴位于脐下三寸处，有培元固本、补益下焦之功。

注意事项：防止烫伤。糖尿病患者不适宜用化脓灸。

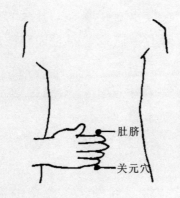

肚脐

关元穴

3. 中药足浴

（1）适应证：糖尿病周围神经病变及下肢血管病变。

推荐方：当归、赤芍、川芎、桂枝、红花、鸡血藤、豨莶草、伸筋草。

用法用量：加水3升煎熬，水温38～42℃，浸没双足内外踝关节上2寸处，每次30分钟，隔日1次。

（2）黄芪30克、忍冬藤60克、苦参30克、赤芍30克、黄檗30克、丹皮20克、苏木20、红花15克、桂枝30克、细辛 20 克、丹参 30 克、土茯苓 20 克、苍术 20 克、伸筋草 20 克、附子 5 克、金银花 20 克、蒲公英 20 克、鸡血藤 30 克、花椒 6 克、川芎 10 克。将这些药加工成极细的粉末后装袋，每袋 30 克，每次取 1 袋用开水冲泡后泡脚 30 分钟。

4. 预防保健操

（1）固气转睛：拇指内叩掌心，其余 4 指握拳，扣住拇指，置于两胁，双脚五指抓地，同时环转眼球，顺时针逆时针各 20 遍。

（2）横推胰区：双手掌由外向内推腹部胰脏体表投影区，一推一拉交替操作 20 遍。

（3）揉腹部：以神阙为中心揉腹，顺时针逆时针各 20 遍。

（4）按揉腰背：双手握拳，以食指的掌指关节点揉脾俞、胃俞、三焦俞、肾俞，每穴各半分钟。

（5）推擦腰骶：双掌由脾俞自上而下推至八髎穴 10 遍。

（6）通调脾肾：揉脾经血海、地机、三阴交，揉肾经太溪穴，双手拇指沿胫骨内侧缘由阴陵泉推至太溪 5 遍。

（7）拳叩胃经：双手握空拳自上而下叩击小腿外侧胃经循行部位 5 遍，以酸胀为度。

（8）推擦涌泉：用手掌擦涌泉穴，以透热为度。

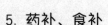

5. 药补、食补

糖尿病患者在饮食上，既要科学合理摄取饮食，又要充分注意饮食禁忌。一般而言，饮食宜清淡，应适当多摄取宣肺、健脾、益肾、化湿、通利三焦的食物。常用的食物可以选用薏仁、赤小豆、扁豆、蚕豆、花生、海蜇、胖头鱼、鲫鱼、鲤鱼、鲈鱼、羊肉、橄榄、萝卜、山药、洋葱、豆角、冬瓜、紫菜等。还可以配合药膳调养体质。

糖尿病患者中体形肥胖的痰湿质人，应少吃肥甘、油腻、滋补、酸涩及苦寒之品。如油炸食品、肥猪肉、龟、鳖、燕窝、银耳、芝麻、核桃、板栗、西瓜、桃子、梨、香蕉、枇杷、甘蔗、醋等都应少吃。

偏于阴虚者，由于阴虚质者应该多食一些滋补肾阴的食物，以滋阴潜阳为法。常选择的食物如芝麻、糯米、绿豆、乌贼、龟、鳖、海参、鲍鱼、螃蟹、牛奶、水果等。这些食品性味多甘寒性凉，皆有滋补机体阴气的功效。适当配合食用一些血肉有情之品，滋补阴血的功效更好。也可适当配合补阴药膳，有针对性地调养。

阴虚火旺之人，忌吃辛辣刺激性食品、温热香辣食品、煎炸爆炒之品、性热上火食物、脂肪含量过高的食物。可服用一些药膳和中成药调养，如长生保命丹，把枸杞子、地骨皮、甘菊、牛膝、石菖蒲、远志、生地各等分，炼蜜为丸，如梧桐子大小，每服 60 丸，温酒送下，日服 2 次。其功效是养阴安神、延年益寿，用于肝肾阴虚、未老先衰、心虚健忘、肝血不足、头昏耳鸣、须发早白等症状。阴虚质者应戒烟限酒，长期吸烟饮酒易致燥热内生，而见口干咽燥或咯血咯痰等。

糖尿病发病是以阴虚为本，燥热为标。药补食补可根据清热养阴、益气生津和滋补养肾等治疗原则指导配方。上消宜选用的果菜有黄瓜、西瓜、猕猴桃，中消宜选用的果菜有芹菜、苦瓜、香瓜，下消宜选用的果菜有洋葱、圆白菜、桃。

6. 起居调护

糖尿病患者中痰湿体质之人以湿浊偏胜为特征，湿性重浊，易阻滞气机，遏伤阳气。所居居室应该朝阳，保持居室干燥。平时应多进行户外活动，以舒展阳气、通达气机。衣着应透湿散气，经常晒太阳或进行日光浴，借助自然界之力宣通人体之阳气。在湿冷的气候条件下，要减少户外活动，避免受寒淋雨。

属于阴虚者，畏热喜凉，适应秋冬，夏热难受。尤其要注意"秋冬养阴"的调养原则，居住环境宜安静，选择坐南朝北的房子。阴虚质者应保证充足的睡眠时间，以藏养阴气。节奏紧张、剧烈运动、熬夜、高温酷暑环境下的工作等则能加重阴虚倾向，故应尽量避免。特别是冬季，更要注意保护阴精。肾阴是一身之本，要节制房事，惜阴保精。

六、痛风

痛风是由单钠尿酸盐沉积所致的晶体相关性关节病，与嘌呤代谢紊乱和（或）尿酸排泄减少所致的高尿酸血症直接相关，特指急性特征性关节炎和慢性痛风石疾病，主要包括急性发作性关节炎、痛风石形成、痛风石性慢性关节炎、尿酸盐肾病和尿酸性尿路结石，重者可出现关节残疾和肾功能不全。痛风常伴腹型肥胖、高脂血症、高血压、Ⅱ型糖尿病及心血管病等表现。

根据痛风的临床表现，其多属于中医"痹证"范畴。

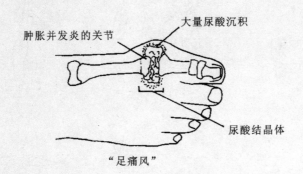

肿胀并发炎的关节　　　大量尿酸沉积

尿酸结晶体

"足痛风"

（一）预防

1. 合理膳食

（1）限制每日总热能：每日总热量应比正常人减少10％～15％，不可过多吃零食。痛风病人应该控制体重，也不可每餐吃得过多过饱。但热能应该逐渐减少，过度减重会引起酮症酸中毒，从而诱发痛风的急性发作。病情较重时应以植物蛋白为主，碳水化合物应是能量的主要来源。

（2）勤饮水绝不沾酒：建议痛风患者每日饮水 3 升以上，还要注意夜间的补水，充足的水分有利于尿酸的排出。酒精会使肾脏排泄尿酸的能力降低，啤酒还含有大量的嘌呤，要绝对禁饮。此外，还要禁用能使神经兴奋的其他食物，如浓茶、咖啡及辛辣性调味品。

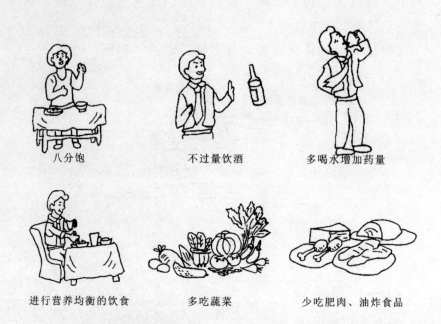

八分饱　　　　　　不过量饮酒　　　　　　多喝水增加药量

进行营养均衡的饮食　　　多吃蔬菜　　　少吃肥肉、油炸食品

（3）以碱性食物为主：应多食用蔬菜、水果、坚果、牛奶等碱性食物。尿酸在碱性环境中容易溶解，急性发作期每

日可食用蔬菜 1.0～1.5 千克，或者水果适量。可采用周期性植物性饮食，如黄瓜日、西瓜日、苹果日等，每周 2 次，间隔 3 天。还应增加维生素 B 和维生素 C 的摄入，大量的维生素 B 和维生素 C 能促进组织内累积的尿酸盐溶解。

2. 适度运动

除了急性发病时需要卧床休息，并将两脚垫高外，症状消失后也应坚持适度体育运动，有利促进血液循环、促进新陈代谢、预防痛风发作。无氧运动如球类运动等，要避免运动过度激烈。建议运动如游泳、健走等，运动时注意补充水分。

3. 其他

注意保暖和避寒，鞋袜要宽松。受寒会使血液循环差而引发痛风，冻伤则会引起患病部位感染。

（二）保健

1. 艾灸

点燃艾条，垂直对准施术部位（阿是穴），约距皮肤 2～3 厘米进行熏烤，使患者局部有温热而无灼痛为宜。一般每穴灸 10～15 分钟，至皮肤红晕潮湿为度。以温通气血，舒经通络。

2. 拔罐

以 75％酒精消毒后，局部阿是穴治疗，每次留罐 5 分钟。热证不宜采用。

3. 按摩

（1）按摩小腿脾经，再加上肾经的复溜穴。

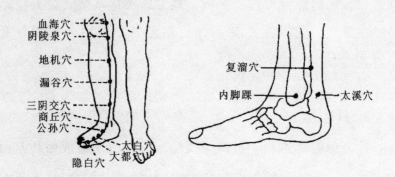

（2）每天用手指指腹或指节向下揉压脾俞穴和阳陵泉，并以画圆的方式按摩；用拇指的指腹向下按压外关穴，并以画圆的方式按摩，左右手交替进行。外关穴是三焦经的络穴，具有联络气血、补阳益气的功效。脾俞穴是补脾气虚的要穴。阳陵泉穴属足少阳胆经，是五俞穴之合穴，具有舒肝利胆、强健腰膝、促进血液循环的功效。

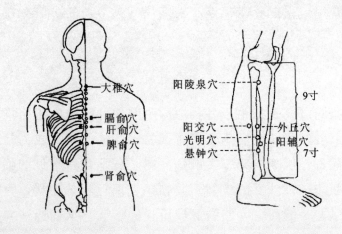

4. 食补

（1）土豆萝卜蜜：马铃薯、胡萝卜、黄瓜、苹果各300克，蜂蜜适量。原料均切块榨汁，加适量蜂蜜饮用，可治痛风。

（2）芦笋萝卜蜜：绿芦笋80克、胡萝卜300克、柠檬60克、芹菜100克、苹果400克。然后用蜂蜜调味饮用，适用于痛风，有利尿和降低血尿酸作用。

（3）芦笋橘子汁：绿芦笋60克、胡萝卜300克、橘子200克、苹果400克。原料均切块榨汁，酌加冷开水制成汁饮用，适用于痛风，可利尿降低血尿酸。

（4）百合粳米粥：新鲜百合50～100克，粳米适量。加适量水煮粥，可长期服用。也可单味百合煎汁长期用，因百合中含一定量的秋水仙碱，对痛风性关节炎的防治有效。

七、脂肪肝

脂肪肝，是指由于各种原因引起的肝细胞内脂肪堆积过多的病变。脂肪性肝病正严重威胁国人的健康，成为目前仅次于病毒性肝炎的第二大肝病。脂肪肝是一种常见的临床现象，而非一种独立的疾病。其临床表现轻者无症状，重者病情凶猛。一般而言，脂肪肝属可逆性疾病，早期诊断并及时治疗常可恢复正常。目前西医对于本病的治疗，主要为降脂药物和保肝去脂两大类，短期效果好，但停药后易反弹。

中医学中无脂肪肝的病名，根据其临床症状和体征可归于"胁痛""积聚""黄疸"等证范畴。

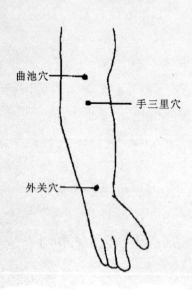

（一）预防

1. 合理膳食

饮食原则为高蛋白、低脂肪、低热量，控制总热量。根据低热量饮食原则，蛋白质每日约 80～100 克即可，脂肪每日供给量应限制在 30～50 克，糖的来源较多，但我国居民饮食结构中糖的来源主要为大米、面粉等主食，故主食的量亦应加以控制。多吃鸡蛋、牛奶、大米、面粉、大豆，还有鱼类、蔬菜、水果；油以食用植物油为好；忌食高脂肪油腻的食物，忌食高胆固醇食物，并应尽量少食甜食；烹饪时宜以蒸、煮、炖、烩等方法为主，忌用油炸、油煎、油炒的方法。同时，应适当限制盐的摄入，应戒酒或严格控制饮酒。

2. 适度运动

脂肪肝患者，特别是同时为肥胖患者的，除饮食治疗，管住自己的嘴以外，重要的是应适当加强体育锻炼，多活动。当然也不应采用爆发型的运动或过度运动；应以轻松、愉悦的心情参加运动，否则不利于肝气的疏泄和畅达。

3. 其他

精神上应情志舒畅，切忌郁闷和情绪的大起大落，不要随情绪的变化而影响生活，既不应感到无所谓，也不应过度恐惧，应十分重视自己的生活起居和饮食调治。

（二）保健

1. 按摩

（1）提拿肋缘：双手如握拳状将肋弓处剑突至十二肋的皮肉握拿并轻轻向上提起。左右各 10 次。

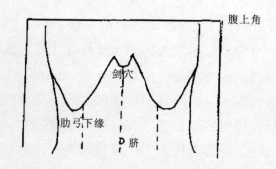

（2）直推胁肋：屈双臂，用掌根自腋下至腹侧直推 10 次左右。

（3）揉腹：叠掌绕脐揉全腹，先顺时针，后逆时针各 30 次。

（4）点按中脘、天枢穴：中脘穴位于剑突与脐的中点，天枢穴位于脐旁两寸，用手中指分别点按上述穴位，每穴约 1 分钟。

（5）拍击胫前：用双手掌或空拳拍打小腿前侧胫前肌，以足三里、上巨虚、下巨虚、丰隆等穴处为重点，每侧约 3 分钟。

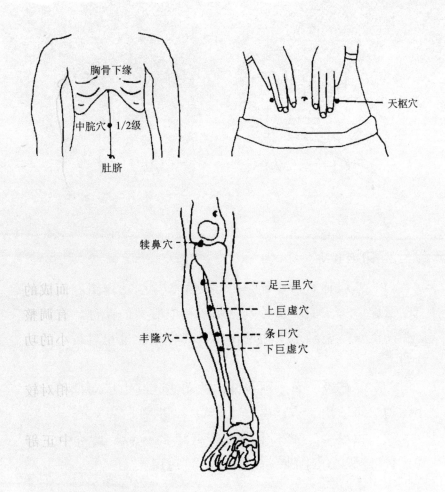

（6）点按行间、涌泉穴：行间穴在足部背侧第1、2趾间的趾蹼缘上方纹头处，涌泉穴在足底部，在第2、3趾趾缝纹头端与足跟连线的前1/3前部凹陷处。屈中指点压双侧行间、涌泉穴，力量以该穴位达到酸胀感觉为宜，每穴50～100下。

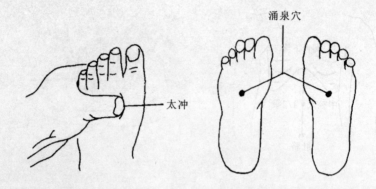

涌泉穴

太冲

2. 功法锻炼

（1）八段锦。八段锦是由 8 种立式导引动作组合而成的气功套路，每一套功法分别适用于相应脏腑的保健，有调整脏腑功能、疏通经络气血的作用，其中运动量相对较小的功法可适用。

（2）易筋经。属于强身健体的功法，其中运动量相对较小的功法可适用。

（3）太极拳。属于中国传统武术的一种，具有中正舒缓、轻灵圆活、刚柔相济的特点，可适用。

3. 食补

（1）平和稳定类体质，可采用以下食物进补。

①芹菜黄豆汤：鲜芹菜 100 克，洗净切成片，黄豆 20克（先用水泡胀），锅内加水适量黄豆与芹菜同煮熟，吃豆

吃菜喝汤，一日一次，连服 3 个月。

②何首乌粥：何首乌 20 克、粳米 50 克、大枣 2 枚。将何首乌洗净晒干，打碎备用，再将粳米、红枣加清水 600 毫升，放入锅内煮成稀粥，兑入何首乌末搅匀，文火煮数沸，早晨空腹温热服食。

③荷叶粥：取鲜荷叶 1 张（约 200 克）、粳米 100 克，冰糖过量。将粳米洗净后，加水用大火煮沸。将鲜荷叶洗净笼罩在粥上，转小火煮 20 分钟。揭去荷叶，调入冰糖，煮 5 分钟即可食用。每日早晚各食用 1 次。

（2）痰浊倾向类体质，可采用以下食物进补。

海带绞股蓝汤：海带 50 克，洗净切丝，绞股蓝 50 克、泽泻 20 克、决明子 20 克、生山楂 30 克，加水适量煎服，一日一剂连用 3～6 个月。

（3）湿热倾向类体质，可采用以下食物进补。

赤小豆鲤鱼汤：赤小豆 150 克、鲤鱼 1 条（约 500 克）、玫瑰花 6 克。将鲤鱼活杀去肠杂，与余两味加水适量，共煮至烂熟。去花调味，分 2～3 次服食。

（4）肝郁脾虚倾向类体质，可采用以下食物进补。

①白术党参茯苓柴胡鱼汤：取白术、党参、茯苓各 10 克，柴胡 6 克，甘草 3 克，鲫鱼 1 条（200～300 克），葱、姜、盐、味精、料酒过量。将白术、党参、茯苓、甘草放入 1 升水中煎煮半小时，取汁液；然后再加入 1 升清水煎煮。将两次所取汁液归并备用。用少许热油将鲫鱼炸至呈金黄

色，清淡微温食物。放入葱、姜、料酒。然后掺入药汁，用小火煮沸，调入盐、味精即可。

②三宝茶：取菊花、陈皮、普洱茶各 5 克，协同研成粗末，再用纱布袋包好放入杯中，用沸水冲泡饮用即可。

（5）气滞血瘀倾向类体质，可采用以下食物进补。

陈皮二红饮：陈皮、红花各 6 克，红枣 5 枚，同放入锅中，水煎，取汁代茶饮，一日一剂连用 3 个月。

八、冠心病

冠状动脉粥样硬化性心脏病是冠状动脉血管发生动脉粥样硬化病变而引起血管腔狭窄或阻塞，造成心肌缺血、缺氧或坏死而导致的心脏病，常被称为"冠心病"。但是广义冠心病的范围可能更广泛，除冠状动脉粥样硬化性心脏病外，还包括炎症、栓塞等导致管腔狭窄或闭塞。世界卫生组织将冠心病分为无症状心肌缺血（隐匿性冠心病）、心绞痛、心肌梗死、缺血性心力衰竭（缺血性心脏病）和猝死 5 种临床类型。临床中则常常将冠心病分为稳定性冠心病和急性冠状动脉综合征。

冠心病属于中医的胸痹（心痛）及厥/真心痛。主要是由于年老体衰、正气亏虚、脏腑功能损伤、阴阳气血失调，加上七情内伤、饮食不节、寒冷刺激、劳逸失度等因素的影响，导致气滞血瘀、胸阳不振、痰浊内生，使心脉痹阻而致病。

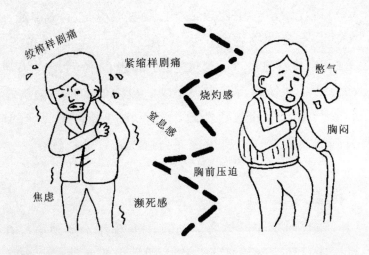

（一）预防

1. 合理膳食

（1）避免饱餐，避免肥胖：选用低脂、低胆固醇饮食，宜选用新鲜的蔬菜如香菇、洋葱、茄子、油菜、胡萝卜、莲藕等；水果如芒果、山楂、番木瓜、柑橘、橙子等；高膳食纤维食物如各种粗粮、魔芋、红薯、脱脂牛奶、豆类等；补充适量的肉类、蛋类、鱼类等；选用的油类如豆油、菜籽油、茶油等。近年来研究显示，素食可降低胆固醇 10％左右。

醋有软化血管的作用，可以适量食用。此外，生姜、大豆、蘑菇、大蒜、洋葱、牛奶、深海鱼油等都具有降低胆固醇、甘油三酯的作用。

（2）饮食禁忌：少食盐，不食肥甘厚味之品如黄油、猪油、牛油；不食动物内脏，如脑子、肝脏、肾脏、鱼子等，吃蛋黄每周不超过两个；少食过于甜腻的食品，如奶油蛋糕、甜点心、甜饮料等；少食辛辣、极浓的咖啡、浓茶等。

（3）禁止吸烟及饮烈性酒：冠心病患者必须戒除烟酒，同时有高血压者要控制血压，伴高血压者宜低盐饮食。

2. 适度运动

（1）较长时期中断体育运动者，重新开始运动前，有必要检查一次身体，对三四十岁以上的人尤为重要。全面体检最好包括运动心电图，至少也要做普通心电图，以保证不发生任何意外。

（2）活动与运动要循序渐进，要有规律性、持久性，不宜做剧烈活动。运动强度为运动时每分钟最大心率加年龄达到 170～180。

（3）运动频率为每周 3～5 次或每天 1 次。运动的理想时间是黄昏，冠心病患者不宜清晨运动，尤其是寒冷季节；睡前也不宜做过多运动。每次运动持续 20～60 分钟，具体根据身体情况、年龄、心脏功能状态来确定，以不过多增加心脏负担和不引起不适感觉为原则。

（4）运动的方式以进行有氧活动为宜，如散步、伸展运动、慢跑、慢骑自行车、打太极拳、做保健操、游泳、登山等，应找到适合自己的运动项目，既有兴趣又熟悉的运动。

避免有闭气动作的活动，如举重等。

（5）运动前不空腹，宜少量进食，同时饮适量水或饮料。常言说：生命在于运动。参加一定的体力劳动或体育活动，是防治冠心病的一项积极措施。体育运动好处多多，但不可盲目，应科学合理地进行运动。

（6）运动前应有5～10分钟准备活动，可做一些有规律的重复的轻度活动，以使脉率逐渐增加至运动时的脉率，运动后也应有5～10分钟的恢复活动，以使四肢血液逐渐返回至中央循环。

3. 精神调摄

冠心病患者大多与痰湿、瘀血、气郁的体质有密切关系，常有心烦、急躁、健忘、苦闷、多疑等症状，3 种体质可同时出现，或兼有其中两种，还易导致孤独或焦躁的不良心态。情志调节方面，应培养愉悦的情绪、塑造开朗乐观的性格，严于律己、宽以待人、处事随和、克服偏执、不苛求他人，精神愉快则气血和畅、营卫流通，有利于体质的改善。冠心病患者还要避免过度劳累、紧张及情绪激动。

4. 其他

冠心病患者起居作息要有规律，少熬夜，保证良好的睡眠是十分必要的。居室环境要温暖，避免寒冷的刺激。注意动静结合，防止气滞血瘀。春、秋加强室外活动，夏季不可贪凉求爽、饮冷过度，损伤脾胃，冬季谨避风寒，注意保暖。

(二) 保健

1. 按摩

(1) 点揉内关穴：点揉约1分钟后缓缓放松点揉手以结束治疗，两手交替点揉对侧。每天不限时段、场所，均可操作。

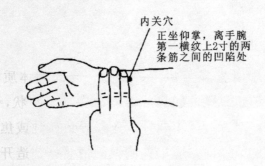

内关穴
正坐仰掌，离手腕
第一横纹上2寸的两
条筋之间的凹陷处

治疗作用：内关穴是全身对心脏调节作用最强的穴位之一，位于前臂掌侧。点揉内关穴能够有效提高心肌无氧代谢的能力，令心肌在缺血缺氧条件下仍能正常工作。点揉两侧内关穴各1分钟能强心，调节心律、缓解胸闷憋气等不适症状。

(2) 点揉神门穴：点揉每侧各1分钟。此手法最适合晚间睡前操作。

治疗作用：神门穴是全身安神养心最好的穴位之一，位于腕部，腕掌侧横纹尺侧端，尺侧腕屈肌腱的桡侧凹陷处。点揉此穴能够松弛白天过度紧张焦虑的中枢神经以扩张冠状动脉、增加冠状动脉血液流量，还有益气血、安神补心的功能。

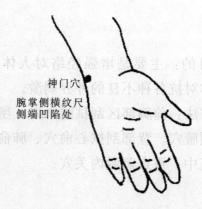

神门穴
腕掌侧横纹尺
侧端凹陷处

（3）分擦上胸部：两手掌放松伸开，由上向两侧腋窝部斜行分擦。手掌要紧贴皮肤，力量和缓、均匀，分擦20次为佳。擦完后感觉上胸部皮肤微微发热即可。

治疗作用：一是调节心律，对房颤等心律失常有明显的改善作用；二是扩张冠状动脉增加心肌供血。

（4）擦双侧胁部：双手掌放松至于胸胁部。从后向前，用力均匀地分擦。分擦20次为宜。

2. 拔罐

（1）选穴：大椎、心俞、厥阴俞、脾俞、膻中等穴位。

（2）方法：走罐法，于心俞、厥阴俞、脾俞穴涂以润滑介质，用闪火法将罐吸拔于穴上，上下走罐，力度中等均匀，并顺时针旋罐，往复 20～30 次，继之坐罐于各穴，留罐 15 分钟。

3. 刮痧

（1）治疗目的：主要是增强经络对人体自身的调节能力，有利于机体对抗各种不良的外界刺激。

（2）具体方法：前胸部区刮拭膻中穴、屋翳穴。两胁区刮拭大包穴、渊腋穴。背部刮拭心俞穴、肺俞穴。前臂内侧刮拭前臂内侧正中，重点刺激内关穴。

4. 艾灸

（1）治疗原则：扶正祛邪、行气通阳、活血止痛。

（2）部位：胸前区，内关、膻中、丰隆、天突等穴位。

（3）作用：改善冠状动脉血液循环以及激活内源性镇痛系统，从而改善心肌细胞缺血、缺氧状态。

5. 食补

冠心病的饮食治疗原则是扶正祛邪、标本兼治、活血通络、补血益气。宜多吃新鲜蔬菜、水果，适当进食肉、鱼、蛋、乳，禁服烈酒及咖啡、浓茶，不宜进食糖类食品及辛辣厚味之品。下面介绍几则食疗方。

（1）绿豆粥。绿豆适量，北粳米 100 克。先将绿豆洗净，后以温水浸 2 小时，然后与粳米同入砂锅内，加水 1 升，煮至豆烂米开汤稠。日服 2～3 次，夏季可当冷饮频食之。清热解毒、解暑止渴，消肿、降脂，预防动脉硬化，适用于冠心病、中暑、暑热烦渴、疮毒疖肿、食物中毒等症状，但脾胃虚寒腹泻者不宜食用，一般不宜冬季食用。

（2）丹参饮。丹参 30 克、檀香 6 克、白糖 15 克。将丹参、檀香洗净入锅，武火烧沸，文火煮 45～60 分钟，滤汁去渣即成。日服 1 剂，分 3 次服用。行气活血、养血安神、调经止痛、清营热、除烦满。适用于血脂增高，心电图异常，长期心前区闷、时或绞痛，舌质有瘀点等症，还可用于心血不足、心血瘀阻、心悸失眠、心烦不安等。

（3）苏丹药酒。苏木 10 克、丹参 15 克、三七 10 克、红花 10 克、高粱白酒 100 克。诸药洗净晾干，放入酒瓶内加盖密封 15～20 天即可。日服 1～2 次，每次 10～15 毫升。止痛，适用于各种瘀血阻滞所致的心胸憋闷、脘腹冷痛、跌打损伤、瘀肿、痛经等症。

九、慢性胃炎

慢性胃炎系指不同病因引起的各种慢性胃黏膜炎性病变，是一种常见病，其发病率在各种胃病中居首位。自纤维内镜广泛应用以来，对本病认识有明显提高。常见慢性浅表性胃炎、慢性糜烂性胃炎和慢性萎缩性胃炎。慢性萎缩性胃炎黏膜肠上皮化生，常累及贲门，伴有 G 细胞丧失和胃泌素分泌减少，也可累及胃体，伴有泌酸腺的丧失，导致胃酸、胃蛋白酶和内源性因子的减少。

慢性胃炎主要临床表现为上腹部疼痛或腹痛，伴有恶心、嗳气、反酸、胃脘部烧灼感等，易反复发作，属于中医学"胃脘痛""痞满""嘈杂""反酸"等范畴。

（一）预防

1. 合理膳食

（1）少吃油炸食物：因为这类食物不容易消化，会加重消化道负担，多吃会引起消化不良，还会使血脂增高，对健康不利。

（2）少吃腌制食物：这些食物中含有较多的盐分及某些可致癌物，不宜多吃。

（3）少吃生冷食物刺激性食物：生冷和刺激性强的食物对消化道黏膜具有较强的刺激作用，容易引起腹泻或消化道炎症。

（4）规律饮食：研究表明，有规律地进餐，定时定量，可形成条件反射，有助于消化腺的分泌，更利于消化。

（5）定时定量：要做到每餐食量适度，每日 3 餐定时，到了规定时间，不管肚子饿不饿，都应主动进食，避免过饥或过饱。

（6）温度适宜：饮食的温度应以"不烫不凉"为度。

（7）细嚼慢咽：以减轻胃肠负担。对食物充分咀嚼次数愈多，随之分泌的唾液也愈多，对胃黏膜有保护作用。

（8）饮水择时：最佳的饮水时间是晨起空腹时及每次进餐前1小时，餐后立即饮水会稀释胃液，用汤泡饭也会影响食物的消化。

（9）补充维生素C：维生素C对胃有保护作用，胃液中保持正常的维生素C的含量，能有效发挥胃的功能，保护胃部和增强胃的抗病能力。因此，要多吃富含维生素C的蔬菜和水果。

（10）避免刺激：不吸烟，因为吸烟使胃部血管收缩，影响胃壁细胞的血液供应，使黏膜抵抗力降低而诱发胃病。应少饮酒，少吃辣椒、胡椒等辛辣食物。

2. 生活起居

中医认为本病大多发于脾胃素虚者，脾胃既虚，正气较弱，故患者应注意保暖、避风寒，并保证适当的休息，避免过度劳累。

3. 精神调摄

情绪与胃炎关系密切，发怒、紧张，可导致胃肌收缩、微小血管痉挛、胃自身保护修复机能减退、胃酸分泌亢进等变化。患者一定要思想达观、精神松弛、心情愉快。在临床上，由于精神因素加重或诱发慢性胃炎者屡见不鲜，故在日常生活中保持情志的舒畅对慢性胃炎的治疗和康复有着重要的意义。

(二) 保健

1. 按摩

每日的清晨都是给你的肠胃注入活力最佳时刻。以轻柔又不失力度的手法顺时针方向和逆时针方向揉护胃脘部各50次。如果胃病又伴有便秘那么只顺时针方向即可。

2. 食补

饮食不节可直接导致胃炎发生，故患者要特别注意饮食调养。首先应忌食生冷辛辣之品，煎炸难消化的食品也不宜多吃。饮食宜软易消化，避免过于粗糙、过于浓烈的香辛调料和过热饮食。进食习惯要养成细嚼慢咽，以达到易于消化、减轻对胃黏膜刺激的目的。少吃盐渍、烟熏、不新鲜的食物。每餐饮食以七分饱为宜，不宜吃得过饱，更不宜多吃煎炸难消化食品，并可自选以下食疗药粥进行食补。

（1）石斛竹枣粳米粥：石斛12克、玉竹9克、大枣5枚、粳米60克。将石斛、玉竹煎煮30分钟去渣，加入大枣、粳米煮粥，1日1次，连服7~8日为1疗程，适用于肝火犯胃型胃痛。

（2）鲫鱼粥：鲫鱼 1～2 条、糯米 50 克。煮粥食，早晚常服。适用于脾胃虚寒型胃痛。

十、肾结石

肾结石为泌尿系统常见病，多发病，男性发病多于女性，多发生于青壮年，左右侧的发病率无明显差异。40%～75%的肾结石患者有不同程度的腰痛症状。结石较大、移动度很小，表现为腰部酸胀不适，或在身体活动增加时有隐痛或钝痛。较小结石引发的绞痛，常骤然发生腰腹部刀割样剧烈疼痛，呈阵发性。

肾结石相当于中医"石淋"的范畴，多由下焦湿热内蕴、煎熬水液，久而聚成砂石。多数患者或平素嗜食肥甘厚味、炙煿湿热之品，或久居湿地、起居不洁，以至外邪内侵入于下焦而成。如《金匮要略》所言："热在下焦者，则尿血亦令淋泌不通。"

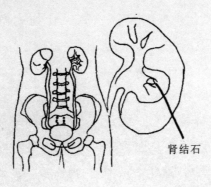

肾结石

（一）预防

1. 合理膳食

（1）多喝水：多喝多尿有助于细菌、致癌物质和易结石物质快速排出体外，减轻肾脏和膀胱受害的机会。

（2）少喝啤酒：有人认为啤酒能利尿，可防止尿道结石的发生。其实，酿制啤酒的麦芽汁中含有钙、草酸、乌核苷酸和嘌呤核苷酸等酸性物质，可使人体内的尿酸增加，成为肾结石的重要诱因。

（3）肉类、动物内脏要少吃：控制肉类和动物内脏的摄入量，因为肉类代谢产生尿酸，动物内脏是高嘌呤食物，分解代谢也会产生高血尿酸，而尿酸是形成尿路结石的成分。

（4）少吃食盐：太咸的饮食会加重肾脏的工作负担，而盐和钙在体内具有协同作用，并可以干扰预防和治疗肾结石药物的代谢过程。每天食盐的摄入量应小于 5 克。

（5）慎食菠菜：据统计，90％以上的尿道结石都含钙，而草酸钙结石者约占 87.5％。如果食物中草酸盐摄入量过多，尿液中的草酸钙又处于过饱和状态，多余的草酸钙晶体就可能从尿中析出而形成结石。在食物中，含草酸盐最高的是菠菜，结石患者要慎食。

（6）睡前别喝牛奶：由于牛奶中含钙较多，而尿道结石中大部分都含有钙盐。尿道结石形成的最危险因素是钙在尿中浓度短时间突然增高，而饮牛奶后 2～3 小时，正是钙通过肾脏排除的高峰，如此时正处于睡眠状态，尿液浓缩，钙通过肾脏较多，就易形成结石。

（7）不宜多吃糖：服糖后尿中的钙离子浓度、草酸及尿的酸度均会增加，尿酸度增加，可使尿酸钙、草酸钙易于沉淀，促使尿道结石形成。

（8）晚餐早吃：人的排钙高峰期常在进餐后 4～5 小时，若晚餐过晚，当排钙高峰期到来时，人已上床入睡，尿液便潴留在输尿管、膀胱、尿道等尿路中，不能及时排出体外，致使尿中钙不断增加，容易沉积下来形成小晶体，久而久之，逐渐扩大形成结石。

（9）减少蛋白质的摄入：有研究表明高蛋白饮食可增加尿道结石的发病率。因此节制食物中的蛋白质，特别是动物蛋白质，对所有尿道结石患者都是有益的。

（10）多吃蔬菜和水果：蔬菜和水果含维生素 B_1 及维生素 C，它们在体内最后代谢产物是碱性的，尿酸在碱性尿内易于溶解，故有利于治疗和预防尿道结石。

2. 生活起居

（1）多喝水、不憋尿。

（2）多活动：不爱活动的人容易使钙质淤积在血液中。运动帮助钙质流向它所属的骨头。勿整天坐等结石的形成，应该多到户外走走或运动。

（3）避免过度疲劳：过度的体力或脑力劳动对治疗肾结石是极为不利的。

（4）尽量不用西药：尤其是磺胺类药，避免尿结晶的形成。

（二）保健

1. 适度运动

切勿久坐，宜多到户外行走或做运动，尽量参加有氧运动、适当锻炼身体，在阳光下多做运动多出汗，可帮助排出体内多余的酸性物质，从而防止结石的形成。

跳跃运动可促使肾结石下移，配合其他疗法，有助于排石。跳跃时根据结石部位不同，跳跃方法也有所区别。肾上极结石及输尿管上段、膀胱结石者，采用原地双脚跳跃5分钟以上的方法；输尿管中段结石，采用患侧单脚跳跃5分钟的方法；输尿管下段结石，采用健侧单脚跳跃5分钟的方法。

2. 调畅情志

不要有过大的心理压力，适当地调节心情和自身压力有助于机体的新陈代谢。

3. 食补

（1）桃仁冰糖糊：取胡桃仁 200 克、麻油 200 克、冰糖 200 克。用麻油将胡桃仁炸酥，研细末，与冰糖调成乳状。每日 1 剂，分 3 次服。本方通淋排石，主治肾结石，属实证型，适用于尿中时挟砂石、小便艰涩、少腹拘急、尿中带血、有时腰部绞痛者。

（2）红糖树末煎：用柳树虫蛀末 250 克、红糖 120 克。前味水煎，冲红糖水饮服，隔日 1 剂。本方利尿排石。主治肾结石，属实证型，适用于排尿时突然中断、尿道窘迫疼痛、少腹拘急、腰腹绞痛难忍、尿中带血、舌红、苔薄黄、脉弦者。

（3）威灵金钱草：用威灵仙、金钱草各 60 克。上二味共煎，每日 1 剂，日服 2 次，连服 5 天。本方主治肾结石。

（4）蜂蜜二汁饮：取空心菜 200 克、荸荠 200 克、蜂蜜适量。将空心菜和马蹄洗净后捣烂取汁，调入适量的蜂蜜后服用。每日 2 次。本方通淋排石。主治肾结石，属虚实夹杂型，适用于病久砂石不去、腰腹隐隐作痛、腰膝酸软者。

（5）蜜制萝卜：取萝卜 1 个。将萝卜切成一指厚的 5 片，用蜂蜜腌 4 小时后焙干，反复 2 次，不可焦，以淡盐水送服。本方利尿排石。主治肾结石，属虚实夹杂型，适用于病久砂石不去、小便隐隐作痛、腰腹不舒、胃脘痞胀者。

（6）钱草蜜汁饮：用金钱草80克、蜂蜜50克。上二味煎服，每日1次。本方利尿排石。主治肾结石，属实证型，适用于尿中挟砂石、小便艰涩、尿道窘迫疼痛、少腹拘急疼痛者。

（7）薏米仁猫须饮：取薏苡仁120克、猫须草60克。上二味共煎，每日1剂，分2次服完。本方主治肾结石。

（8）黑木耳汤：黑木耳50克、水2碗。据现代研究表明，黑木耳的植物素和生物碱可使管道通畅、化解结石。黑木耳煮熟后放调料，喝汤食黑木耳，每日2次。本方通淋排石。主治肾结石，属实证型，适用于尿中时挟砂石、小便艰涩、少腹拘急、腰部绞痛者。

（9）藕节冬瓜汤：生藕节500克、冬瓜1000克，洗净切片，加水适量煮汤服。一天服完。

（10）赤豆粥：粳米、赤豆各50克，鸡内金20克研粉。粳米、赤豆加水煮粥，熟时拌入鸡内金粉，加适量白糖。每日2次食用。

（11）鱼脑石粉：黄花鱼头中的鱼脑石30粒，研成细末，分10等份，开水送服，每次1份，日服3次。

（12）乌梅桃仁：乌梅每天5枚，或生核桃仁每日100克，多饮水服用，对磷酸盐结石有防治作用。

（13）预防膳方：南瓜子中含有大量磷质，平时经常食用南瓜子，吸收其磷质，就可以有效防止矿物质在人的尿道系统凝结，使之随尿排出体外，达到预防肾结石的目的。

（14）石苇冬葵茶：石苇 30 克、冬葵子 30 克、金钱草 30 克，水煎服，可排石。

（15）玉米须茶：玉米须 50 克、车前子 20 克、生甘草 10 克，加水 500 毫升煎至 400 毫升，去渣每日分 3 次温服。

（16）葵心茶：向日葵梗心 100 厘米，剪成 3 厘米长的小段，水煎服，每天 1 剂，连服 1 个月。治结石伴血淋。

第五章

岭南日常保健方法

1. 叩齿法

每天清晨睡醒之时，把牙齿上下叩合，先叩臼齿 30 次，再叩前齿 30 次，有助于牙齿坚固。

2. 闭口调息法

经常闭口调整呼吸，保持呼吸的均匀、和缓。

3. 咽津法

每日清晨，用舌头抵住上颚，或用舌尖舔动上颚，等唾液满口时，分数次咽下，有助于消化。

4. 搓面法

每天清晨，搓热双手，以中指沿鼻部两侧自下而上，到额部两手向两侧分开，经颊而下，可反复十余次，至面部轻轻发热为度，可以使面部红润光泽，消除疲劳。

5. 梳发法

用双手十指插入发间，用手指梳头，从前到后按搓头部，每次梳头 50～100 次，有助于疏通气血、清醒头脑。

6. 运目法

将眼球自左至右转动十余次，再自右至左转动十余次，然后闭目休息片刻。每日可做 4～5 次，可以清肝明目。

7. 凝耳法

两手掩耳，低头、仰头 5～7 次，可驱除杂念、使头脑清净。

8. 握固法

握固是道家养生修炼中常用的一种手印：将大拇指扣在手心，指尖位于无名指（第四指）根部，然后屈曲其余四指，稍稍用力，将大拇指握牢，如攒握宝贝一般。

大拇指触不到无名指指根的，也可以放在中指指根处。

9. 摩腹法

每次饭后，用掌心以肚脐为中心，在腹部沿顺时针方向按摩 30 次左右，可帮助消化、消除腹胀。

10. 足心按摩法

每日临睡前，以拇指按摩足心，顺时针方向按摩 100 次，有强腰固肾的作用。

11. 六字诀

（1）预备式：两足开立，与肩同宽，头正颈直，含胸拔背，松腰松胯，双膝微屈，全身放松，呼吸自然。

（2）呼吸法：顺腹式呼吸，先呼后吸，呼吸时读字，同时提肛缩肾，体重移至足跟。

（3）调息：每个字读 6 遍后，调息 1 次，以稍事休息，恢复自然。

（4）作用："嘘"字功平肝气，"呵"字功补心气，"呼"字功培脾气，"呬"字功补肺气，"吹"字功补肾气，"嘻"字功理三焦。

（5）方法：按六字诀全套练习，每个字做 6 次呼吸，早晚各练 3 遍。

12. 站桩

（1）起式：身体正立，两脚分开与肩同宽（这一点很重要，自己不易体会，要让别人看你是否站得两脚与肩同宽），脚尖向前，不要有内外八字，全脚踏地，两肩与脚掌心一线。做到这些，足心就会有发热或发麻的感觉。双手自然下垂，双眼目视前方。

起式的目的，一是凝神，做好练功的思想准备；二是体会气血运行，从而进入站桩状态。

（2）站桩：双手缓缓上提到胸前，双手外拉而抱圆，两腿自然平衡站立，既不外开，也不内扣，基本接近自然。姿势要点如下：

①脊柱正直，这是气机发动的关键，必须做到；头正，

颏微内收。这是身体的要点。

②两手指尖相距一拳之远，指尖相对，掌心向内，十指自然分开，手掌与胸距约 30 厘米；双手放在肚脐以上、肩部以下的部位，具体可视个人的情况而定，手略高于肘，肩部要放松，这是将内力导入稍节的通道，内抱外撑，还要做到肘横腕挺。这是上肢的要点。

③站桩时呼吸自然，练功中要注意全身肌肉放松，心态平和，只有这样才会站得轻松、站得长久。

注：土行孙桩式中双手位置比较高，这是功夫到一定程度后所为，难度比较大，初学者可以将双手位置放低点，保持在肚脐以上即可。

（3）收式：两手合抱于丹田，男左手在下，女右手在下，静默两分钟，默想全身气机如百川归海一样流入丹田，丹田如同无底深渊，收藏无尽气机。然后提肛收腹，双二手往下一按，气机收入丹田，就完成了收功。

注：丹田位置在肚脐与命门对应的小腹内。

（4）练功意念：刚开始练功不必要求意念，功到一定程度自然会有体会。初学桩功全身酸痛、疲劳，容易造成肌肉紧张，姿势变形，所以在练功中要时刻注意姿势，要常留意放松全身肌肉。刚开始练功时可以考虑听听音乐、看看电视，以缓解练功带来的枯燥和烦躁。随着以后练功的深入，应该慢慢放弃听音乐看电视，专心练功。

（5）注意事项：

①不可以在电风扇下和空调房里练功，易感风寒。

②练功后最少半小时内不可以接触水（比如喝水、洗澡等），也不宜大小便。所以最好是在练功前喝水、解完大小便。

③不宜酒后站桩，不宜房事后站桩。最好减少或者避免房事，锻炼后想要有房事，间隔的时间越长越好，最好是4小时以后。

④初习者应避免刮风、下雨、雷鸣时站桩。

⑤有心脏病的人不可过度练习站桩，可尝试减少每次站桩的时间而增加站桩的次数。

⑥感觉到胸闷、头晕、身体疼痛者，应适度减少站桩时间或停止站桩，并寻找原因。

13. 打坐

（1）双足跏趺：先将左足放置在右腿上，再将右足放置在左足上，这种坐法叫作金刚坐，是男士用的。女士的叫作如意坐，是先将右足置左足上，再将左足置右足上。有些时候，不论男女都采用金刚坐。

双跏趺坐重心稳定，有利于身体的放松和长时间的静坐，而且双足交盘使血液流动大大减缓，减缓生理活动，又增加了体腔的静压力，有利于最大限度降低新陈代谢速度，便于入静。

（2）脊直：脊椎的每一个锥体都如同算珠一样叠加竖立，

自然正直。由于人体自然生理弯曲造成的习惯，打坐时腰椎易呈后突，应注意纠正，打坐的时候，一定要保持脊椎笔直。

（3）肩张：肩膀要自然地舒张开来，不过不要挺胸。按照前面所说的坐好后，以头顶上领，使整条脊椎上拔伸直，稍挺胸、肩膀张开，然后从上而下顺势放松，上半身便处于自然松直的状态，维持住这样的姿态就好，可以达到"松胸实腹"的效果，有利于心静气沉。

（4）手结定印于脐下：男性把右手掌放在左手掌上，女性则是把左手掌放在右手掌上，两个拇指轻轻碰触，然后自然放松地放在腿上。也可以采用另外一种手印：大拇指轻触无名指根，两手轻握成拳，分置于膝盖上，手臂自然打直，保持两肩平衡。

（5）头中正：头不俯仰，不歪斜，下颏微内收。这样可以保持颈椎的正直，又可以轻微地压迫颈动脉，减缓生理活动、减低新陈代谢，便于入静。

（6）双眼微闭：双眼保持半开状态，以能够见体前 3 米左右的距离为佳。目光可以选择注视身体前约一肘远的一个静物上，这个静物最好是形状简单、体积较小、颜色单一的物品，比如说念珠等。

（7）舌舔上腭：舌尖轻轻地舔触上颚。具体的窍门：把舌头后部的空气排尽，喉咙部位放松，舌头稍微往后缩，自然就成。嘴唇轻闭，嘴部的肌肉自然地放松，上下牙不要咬住，留一点缝隙。